Dieta Cetogénica

AYUNO INTERMITENTE

Guía para BAJAR de peso, QUEMAR grasa
y REDUCIR el apetito. Incluye RECETAS
fáciles, rápidas, BAJAS en carbohidratos
(LOW CARB) y un MENÚ keto de 31 días.

THIAGO ESTEBAN

AVISO LEGAL Y EXENCIÓN DE RESPONSABILIDAD

La información contenida en este libro no está diseñada para reemplazar ningún tipo de medicamento ni consejo médico profesional, únicamente ha sido dada a conocer con fines educativos y de entretenimiento. Se ha compilado a partir de fuentes que se consideran confiables y es precisa según el conocimiento de los autores. Sin embargo, los mismos no pueden garantizar su exactitud y validez y no pueden ser responsabilizados por errores u omisiones. Periódicamente se hacen cambios a este libro. Debe consultar a su médico u obtener asesoramiento médico profesional antes de utilizar cualquiera de los remedios, técnicas o información sugeridos en este libro. Al utilizar la información contenida en este libro, usted acepta que los autores no se responsabilizan de ningún daño, costo y gasto, incluidos los honorarios legales derivados de la aplicación de cualquiera de la información proporcionada por esta guía. Este descargo de responsabilidad se aplica a los daños o lesiones causados por el uso y la aplicación, ya sea directa o indirectamente de contrato, agravio, negligencia, lesiones personales, intención criminal o por cualquier otra causa de acción. Acepta asumir los riesgos de usar la información presentada en este libro, debiendo consultar a un profesional médico antes de seguir las recomendaciones expuestas en esta obra.

ÍNDICE

INTRODUCCIÓN

Un saludo a todos aquellos que, al igual que yo, por años han hecho miles de dietas, han llevado planes alimenticios, han tenido su periodo de ejercicios o alguna actividad física en algún momento del año. Igualmente, un minuto de silencio por todas las veces que hemos tirado la toalla y abandonado el proceso sin haber logrado el objetivo trazado o por lo menos sin haberlo podido mantener.

¿Quién no está cansado de escuchar a los demás decir: ¡Sólo controla esa boca! ¡Haz ejercicios! ¡No comas esto, esto y aquello!? ... sí, sí, sí... si dejarlo fuera tan fácil como decirlo, nadie estuviera en sobrepeso, no habría tanta obesidad en el mundo y la sala de espera de los cardiólogos, nutriólogos y endocrinólogos no estarían tan llenas.

La obesidad es un problema mundial que año tras año va en aumento. De igual manera, en todas las épocas surgen nuevas formas y tendencias de alimentarse y ejercitarse que con disposición podríamos llevar a cabo para mejorar nuestra salud y adquirir el peso que deseamos.

En este libro hablaremos específicamente y de una manera bien detallada acerca de la Dieta Cetogénica, el ayuno intermitente y algunos ejercicios que son muy útiles y eficaces para realizar junto con este plan alimenticio y esta estrategia para bajar de peso y quemar grasa. Adelgazar con estos métodos es seguro. Antes de los 21 días notarás la gran diferencia en tu cuerpo.

Aparte de la valiosa y completa información, también proporcionamos un plan alimenticio de 31 días con desayuno, almuerzo, cena y meriendas. En capítulos posteriores encontrarás un recetario con las recetas más sabrosas y fáciles de hacer de la Dieta Cetogénica y con las que no te hará falta salir de este modo de vida. Hablaremos de los alimentos que nunca deben faltar en tu nevera y en la despensa, y cuáles son aquellos de los que tienes que deshacerte y eliminarlo de tu vista para que no te sean de tropiezo. Importantísimo, en el libro también te ofrezco una lista de supermercado donde te digo exactamente lo que debes comprar, si no te sales de esa lista, te aseguro que alcanzarás tu meta con keto.

Este libro no es solo informativo, sino que también es práctico y si llevas a cabo cada consejo y orientación que aquí te doy, te prometo que llegarás a sorprenderte con los resultados que vas a obtener.

Estos son solamente algunos de los contenidos que encontrarás en los próximos capítulos, hay muchísimas cosas más de las que voy a hablar, que te ayudarán tanto en lo físico como en problemas de salud que lograrás mejorar si llevas una dieta baja en carbohidratos como lo es esta.

Este método alimenticio no es nuevo, simplemente está en auge y en tendencia, la Dieta Cetogénica es un término dado por Russell M. Wilder en el año 1921. Esta dieta ha ganado mucha popularidad en los últimos 20 años, no obstante, sus inicios son muy poco conocidos. Cuando se empezó esta forma de alimentación la intención era usarla como intervención terapéutica cuyo objetivo era producir lo mismo que ocurre cuando se está en ayuno, elevar los cuerpos cetónicos en plasma mediante la manipulación de los macronutrientes de la dieta, que esto es lo que pasa al tener una insuficiencia de alimentos ricos en glúcidos y enfocarse en consumir los que tienen un alto nivel de proteínas y/o grasas.

Para que te quede más claro, en palabras sencillas, la Dieta cetogénica es una dieta que, eliminando la cantidad de carbohidratos o reduciéndolos drásticamente, consigues que se metabolicen o se oxiden las grasas almacenadas y las ingeridas, y esa eliminación de la grasa es precisamente la que consigue elevar los cuerpos cetónicos, fruto del metabolismo de las grasas en la sangre. Dieta cetogénica = dieta que genera cuerpos cetónicos.

Inicialmente, la Dieta Cetogénica se aplicaba solamente bajo control médico y era indicada en conjunto con fármacos a pacientes que presentaban epilepsia, y en otros casos, también se les asignaba a personas con una obesidad mórbida que serían sometidos a una cirugía bariátrica.

Desde aquel entonces, en los años 20 y 30, se sabe del papel que juega el ayuno en el tratamiento de la epilepsia y cómo la dieta keto genera cambios y desempeña un papel importante en esta enfermedad. No solo hacía mejoras, sino que también se habla de la curación total, un ejemplo vivo fue un hombre epiléptico que cuando se abstuvo totalmente de la comida y la bebida, logró curarse por completo. Claro, esto es bajo supervisión médica.

En 1921 el endocrinólogo Rollin Woodyatt observó que tres composiciones llamadas las carrocerías de cetona, compuestas por acetona, acetoacetate y ácido beta-hydroxybutyrate (o beta-hidroxibutírico), fueron producidas por el hígado como consecuencia del hambre o por haber seguido una alimentación muy baja en hidratos de carbono. Fue entonces, cuando el Dr. Russell de la famosa clínica Mayo llamó a esto la "dieta cetogénica" y lo utilizó como tratamiento para la epilepsia.

Este fue un breve resumen acerca de la historia sobre cuándo empezó la dieta. Ahora voy a hablarte un poco de mi experiencia.

En la actualidad tengo 30 años, toda mi vida la recuerdo en sobrepeso, no obeso, pero sí con peso de más, es decir, desde chiquitico he sido gordito, sí ¡la comida es lo mejor del mundo! Amo comer y no específicamente las insípidas lechugas, los tan deprimentes pepinos, los tristes vegetales, no... de eso no me hablen mucho por favor.

Recuerdo haber visitado como 3 endocrinólogos y nutricionistas, en varios períodos de mi vida estuve inscrito con entrenadores físicos y llegué a experimentar "la vida fitness", pero nunca fue suficiente. Recuerdo que todos esos médicos siempre decían: reduce el azúcar, el pan, el arroz y haz ejercicio, camina 30 minutos todos los días y luego de esas palabras me ponían una dieta. Sí, una dieta aburrida, con papa, tuna, lechuga, brócoli, jamón de pavo, queso crema, té, huevo, que reduzca la sal, todo seco y obviamente, al finalizar la porción que me tocaba, me quedaba con un hambre que debía aprender a controlar. Forzosamente la llevaba, pero no creo haber pasado de dos meses, ni de haber rebajo la gran cosa.

Tengo una amiga que desde que la conozco está excesivamente obesa, su esposo también pero no tanto como ella. Un día, en un grupo de WhatsApp, subieron una foto de ellos recién casados, todavía sin hijos, en ese tiempo yo no los conocía. Me quedé asombrado, ¿¡¡EN SERIO SON ELLOS!!?, casi muero y no era yo, ¿cómo es posible llegar hasta lo que son ahora?

¡¡NO PUEDE SER!! No te voy a decir que eran flacos, pero estaban en la línea y se veían súper bien. Esto realmente me marcó. Ella estaba en el grupo y dice: "antes de tener a Marcos" (su primer hijo). O sea, estaban en forma, se veían saludables, jóvenes, con vida... Ellos, ellos mismos fueron mi inspiración. Yo no me enfoqué en la típica foto que la gente suele escoge de hombres súper fuertes y bien definidos y dicen: "quiero ponerme como este, fuerte, roca, bien definido, quiero esos brazos y expectórales, quiero esos músculos" ... no, esa no fue mi inspiración, sino los gordos. Ver lo que les pasó a ellos me hizo pensar y dije: "NO QUIERO PONERME ASÍ y si sigo comiendo como lo hago, definitivamente llegaré ahí".

Anteriormente había estado en el gimnasio, iba un par de semanas y fin de la historia. Pero esta vez fue diferente. Me obligué a mí mismo, así que contraté a un entrenador personal, el mejor de todos. Soy muy responsable y el dinero no lo regalo porque trabajo duro para conseguirlo, por lo que sabía que si me ponía con alguien, tendría la obligación de llegar al gimnasio sí o sí. En julio me pongo con el entrenador, me asigna una dieta, la cual no llevé muy bien, pero no comía cuento con mis ejercicios, los 3 días a la semana que me tocaba, ahí estaba, puntual. Los días libres, también iba a hacer pesas. ¡Le cogí el gustico!

Llega octubre, ¡Sorpresa! Por primera vez en mi vida ¡¡había bajado 20 libras en 3 meses!! Me sentía súper bien, tenía energía, aunque me faltaban unas libras por bajar, pero por lo menos ya no estaba en sobrepeso y me empezaba a ver bien y a sentirme cómodo.

Creyendo que ya he aprendido un poco y que puedo continuar yo solo, decido dejar al entrenador, continuar con las rutinas yo mismo y tratar de llevar una buena alimentación, la primera semana me fue muy bien, la segunda ¿adivinen? empecé a faltar, a darle a la boca porque la dieta no la pasaba, y volví a engordar y de peor manera, el famoso efecto rebote.

Año nuevo, 2018, para nadie es una sorpresa que en enero suben los ánimos y surgen los planes de ponerse a dieta y empezar el gimnasio… otra vez. Sin embargo, esas ganas no me habían vuelto, pero empiezo a escuchar de la dieta Keto por todas partes, pareciera como que todo el universo había conspirado para que me saliera en todos lados. Las historias de Instagram eran de comidas y todas con la imagen "Yes, this is keto" y wow, se veían tan buenas y apetecibles esas comidas. La novia de un amigo que vive en Texas también había empezado a llevar esta alimentación, igualmente la esposa de mi hermano, la cual veía comer todos los domingos cuando nos sentábamos en familia.

Me empiezo a documentar, lo cual es una de las cosas más importantes y primordial en esta dieta, leo, investigo y analizo. Tomo la decisión y comienzo a hacer la dieta cetogénica, ¿adivinen? en la segunda semana empiezo a ver los resultados. Y es que el número en la balanza no había cambiado mucho, ¡pero sí las medidas y la talla! Y no solo eso, también tenía más energía que antes, ya no me daba tanta ansiedad y mi salud empezó a mejorar notablemente, ya no tengo problemas de azúcar ni de colesterol.

Como te dije, eso fue en el 2018, ha pasado mucho tiempo y todavía sigo leyendo, documentándome, investigando, asistiendo a charlas de grandes médicos y especialista en el tema, etc. Siempre hay cosas que aprender y experiencias de otros para escuchar. Cada día que pasa se suman más personas, y no he escuchado a la primera decir que no le haya gustado o que no le ha dado resultado.

Así que, ¿qué leí? ¿por dónde empecé? ¿qué hice y qué estoy haciendo? Eso es lo que quiero compartir contigo ahora. Espero que al igual que yo, puedas llegar a donde quieres llegar y sentirte a gusto contigo mism@, eso es lo más importante, a parte de la salud. ¿Quieres saber cuál es la clave? Pues planificación y persistencia, eso es lo importante.

CAPÍTULO I. ¿QUÉ ES LA DIETA KETO O DIETA CETOGÉNICA?

Gracias a sus grandes resultados de lograr que las personas quemen grasa y bajen de peso de manera rápida y efectiva, esta forma de alimentación ha vuelto a tener una gran popularidad a nivel mundial. Así es, esta dieta no es algo nuevo, ni es una tendencia solamente de estos tiempos.

La dieta keto o Dieta cetogénica se trata de un régimen alimenticio alto en grasas y muy bajo en carbohidratos, que tiene como objetivo provocar que el cuerpo entre en un estado llamado "cetosis", en el que el organismo se convierte en una máquina de quema de grasa (se oye lindo, ¿verdad?) que, por supuesto, produce que la pérdida de peso sea mucho más sencilla y más rápida. De igual manera, tiene muchos beneficios potenciales no solo físicamente, sino también para la salud y el rendimiento deportivo. Es por estas razones y muchísimas otras más que estaremos viendo en todo este libro, que actualmente hay millones de personas que la están han experimentado y profesan haber obtenidos magníficos resultados.

La dieta cetogénica consiste en ingerir grasas y cantidades moderadas de proteínas (cantidad sugerida según tu peso corporal, más adelante explicaré cómo calcularlo), y una cantidad muy mínima de carbohidratos. En la composición tradicional, dividida en porcientos sería de la siguiente manera:

- 70% de las calorías provenientes de las grasas.
- 25% de las calorías provenientes de las proteínas.
- 5% de las calorías provenientes de los carbohidratos (aproximadamente).

En el momento en que el cuerpo se encuentra con la ausencia de los hidratos de carbono suficientes para usarlos como combustible (glucosa), pasará a agotar las reservas de glucógeno y la principal fuente de energía vendrá a ser la quema de grasas en el hígado. Con esto se obtiene como resultado los llamados cuerpos cetónicos (cetonas) que se distribuirán como nutrientes al cerebro, los músculos y el resto de los órganos. A este proceso es que se le llama: entrar en cetosis.

DIFERENTES VERSIONES DE DIETA KETO

1. Dieta cetogénica estándar

Esta es una de las preferidas y más usadas donde el plan de alimentación contiene un 75 % de grasas, un 20 % de proteínas y un 5 % de carbohidratos.

2. Dieta cetogénica cíclica

Esta permite periodos de recargas más altas en carbohidratos, 5 días cetogénicos seguidos y 2 días con carbohidratos.

3. Dieta cetogénica adaptada

Esta te permite añadir carbohidratos a los días que realizas ejercicio. Es decir, si te ejercitaste, te puedes dar el lujo de ingerir hidrato de carbono sin medida, pero no abusando.

4. Dieta cetogénica alta en proteínas

Preferida mayormente por los hombres, esta consta de un 60 % de grasas, un 35 % de proteínas y un 5 % de carbohidratos.

Sin importar cuál versión lleves a cabo, en cada una es sumamente importante tomar en cuenta las bebidas. Es recomendable y primordial tomar mucha agua durante todo el día, el café también te hará bien, al igual que el té, solamente que no puedes usar endulzantes a menos que sean los permitidos que ya más adelante daré la información al respecto. En cuanto a la leche, sí se puede consumir, pero en forma moderada y no mezclada, por ejemplo, café con la leche. Otra bebida permitida en la dieta que puedes ingerirla sin culpa es el vino.

CAPÍTULO II.
¿QUÉ ES LA CETOSIS?

La cetosis es un estado natural que ocurre cuando el cuerpo se alimenta casi completamente de grasas. Es normal que ocurra durante el ayuno o al seguir una dieta estrictamente baja en carbohidratos (dieta cetogénica).

La palabra "keto" proviene de la palabra inglesa "ketosis" (cetosis), y se refiere al hecho de que la cetosis causa la producción de pequeñas moléculas de energía llamadas "cetonas".

Para el cuerpo, son una fuente alternativa de energía que se utiliza cuando hay una provisión reducida de azúcar sanguínea (glucosa). Las cetonas se producen si comes muy pocos o ningún carbohidrato (los cuales se convierten en azúcar sanguínea) y solo ingieres cantidades moderadas de proteína (un exceso de proteína también se puede convertir en azúcar sanguínea).

Las cetonas se producen en el hígado a partir de la grasa. Después, se utilizan como energía por todo el cuerpo, incluyendo el cerebro. Es importante porque el cerebro es un órgano que consume muchísima energía todos los días.

¿CÓMO MAXIMIZAR LA QUEMA DE GRASA?

En una dieta cetogénica, todo tu cuerpo cambia su provisión de energía para funcionar casi exclusivamente con grasa. Los niveles de insulina se reducen y la quema de grasa aumenta drásticamente. Se vuelve fácil acceder a tus depósitos de grasa corporal para quemarlos. Obviamente esto es maravilloso si estás tratando de bajar de peso. De igual manera, hay otros beneficios, aunque son menos evidentes.

Cuando el cuerpo produce cetonas se dice que está en cetosis. La manera más rápida de lograr esto es ayunando de forma intermitente, es decir, no comiendo nada, pero estamos claros de que no es posible ayunar para siempre.

Una dieta cetogénica, en cambio, se puede llevar a cabo de forma indefinida, y también genera cetosis. Aporta muchos de los beneficios del ayuno, incluyendo la pérdida de peso.

Entrar en cetosis no se define simplemente con decir que estás en cetosis o estás fuera de cetosis, si no que puedes estar en diferentes etapas o grado de este proceso.

- Menos de 0,5 mmol/l no se considera una representación de la cetosis. Pero si por ejemplo tienes 0,2 esto quiere decir que estás cerca de entrar en cetosis. Sin embargo, aun sigues estando lejos de una quema de grasa óptima.

- Alcanzar entre 0,5 – 1,5 mmol/l quiere decir que estás en una leve cetosis nutricional. Sí lograrás un buen efecto en tu peso corporal, pero aun así no estás en el nivel óptimo.

- Entre 1,5 – 3 mmol/l se considera que es el nivel óptimo de cetosis y es el nivel más recomendado para lograr los mayores beneficios no solo físicamente sino también mentalmente. En este nivel se alcanza una mejor quema de grasa, y por ende, logramos aumentar la pérdida de peso.

- Niveles sobre 3 mmol/l no son necesarios. En otras palabras, que tengas un nivel sobre 3 no te ayudará a obtener mejores ni peores resultados que el nivel óptimo que es el anterior. Al contrario, esto quiere decir que no estás ingiriendo los suficientes alimentos, a esto se le llama cetosis de inanición.

- Es casi imposible lograr valores que pasen de los 8 – 10 mmol/l solo llevando la dieta keto. Esto es grave y quiere decir que algo no está funcionando bien. Si llegas a este nivel, te sentirás muy enfermo, con vómitos, náuseas, dolores en distintas partes del cuerpo y eso te puede llevar a la cetoacidosis, que es un punto a tratar más adelante.

LAS CETONAS SON ENERGÍA PARA EL CEREBRO

Si alguna vez has escuchado que el cerebro necesita carbohidratos, déjame decirte que este es un concepto erróneo. Lo cierto es que el cerebro quema carbohidratos cuando los consumes. Sin embargo, si no comes muchos carbohidratos, el cerebro no tiene ningún problema para quemar cetonas.

Esta función es estrictamente necesaria para la supervivencia básica. De lo contrario, dado que el cuerpo solo puede almacenar una provisión de carbohidratos de uno o dos días, el cerebro dejaría rápidamente de funcionar después de un par de días sin comida. Alternativamente, después de poco tiempo tendría que convertir proteínas musculares en glucosa, lo cual es un proceso muy ineficiente, solo para mantener la función cerebral. Esto haría que nos atrofiáramos rápidamente al no ingerir comida. Si esto fuera así, la raza humana no habría sobrevivido tantos milenios antes de la disponibilidad constante de alimentos.

Afortunadamente nuestro cuerpo ha evolucionado y es más inteligente que esto. Normalmente tenemos un almacén de grasa que dura para que podamos sobrevivir por algunas semanas, o incluso meses, sin comida. La cetosis es el método que el cuerpo utiliza para asegurarse de que el cerebro puede alimentarse también de los depósitos de grasa.

Algunas de las personas que han llevado la dieta cetogénica, aseguran que sienten más energía, enfoque mental y reducción del apetito cuando el cerebro se alimenta de cetonas, hechas de grasas. Y claro, esto también acelera la quema de grasa, lo cual es bueno si estás intentando bajar de peso.

Entonces, entrar en etapa de cetosis debido a la reducción de carbohidratos es beneficioso para:

- o Quemar grasa
- o Bajar de peso
- o Corregir la diabetes tipo 2
- o Mejorar el enfoque mental
- o Aumentar el rendimiento físico
- o Controlar la epilepsia, incluso sin medicamentos.
- o Reducir los ataques de migrañas.
- o Reducir el acné
- o Corregir el SOP (Síndrome de Ovario Poliquístico)

¿CÓMO ENTRAR EN CETOSIS?

Para entrar en cetosis necesitas niveles bajos de insulina, la hormona de almacenamiento de grasa. La manera principal de hacerlo es seguir una dieta estricta baja en carbohidratos.

Hay muchos elementos que aumentan el nivel de cetosis. A continuación te detallamos unos cuantos, siendo el primero el más importante.

1. Restringir el consumo de carbohidratos.
En una dieta cetogénica esto es la clave número uno. Lo ideal y permitido es restringir tu alimentación a 20gms digestibles o menos por día. No tienes que dejar la ingesta de fibra, al contrario, esto es beneficioso para la dieta.

2. Restringir el consumo de proteínas.
El consumo de proteínas ideal es entre 60 y 80 gramos por día, dependiendo de tu peso corporal. Lo ideal es, 1 gramo de proteína por día por cada kilogramo de tu peso corporal. Por ejemplo, digamos que pesas 80 kilogramos, tu consumo de proteínas ideal sería de 80 gramos por día. Si estás en sobrepeso, la disminución del consumo te beneficiaría mucho más. Muchas personas cometen el error de consumir demasiadas proteínas, o no llevan un control y esto hace que el peso se estanque y no disminuya porque impide el alcance de una cetosis óptima.

3. Ingerir grasas, sobre todo las saludables.
Para sentirte satisfecho y no perder energía, lo ideal es ingerir alimentos altos en grasas, sobre todo si es grasa buena. Esto te mantendrá con energía y evitará que tengas malestares y decaimiento.

4. Come solo cuando tengas hambre.
Si no tienes hambre evita a toda costa los picadillos, esto retrasa la pérdida de peso y reduce la cetosis.

5. Ayuno intermitente.

Si eres capaz, agrega una forma de ayuno intermitente. El más recomendado para iniciar es el 16/8 que consiste en 16 horas sin ingerir alimentos (está permitido el agua, café y té, sin azúcar) y 8 horas en las que puedes comer. Este es un punto muy amplio y muy efectivo para estimular los niveles de cetonas y acelerar la pérdida de peso. Además de que ayuda a revertir la diabetes de tipo 2. De este tema se trata la segunda parte de este libro.

6. Aceite TCM (triglicéridos de cadena media)

Esto no es necesario, pero lo menciono para que tengas todas las alternativas y opciones. Estos son suplementos que puedes agregar a la dieta para tener energía y optimizar tus resultados.

Este aceite actúa como carbohidrato, pero el organismo no lo almacena como grasa. Lo de TCM viene de "cadena media de triglicéridos" en inglés, y se elabora a partir de aceites de coco y almendra de palma.

Los triglicéridos de cadena media son ácidos grasos de origen natural que se digieren más rápido y eficientemente que los triglicéridos de cadena larga. La lipasa pancreática los hidroliza a glicerol y ácidos grasos de cadena media (AGCM). Son más polares, se absorben más rápido a través de los enterocitos y pasan directamente del duodeno a la sangre.

Este aceite es un suplemento que puedes incluir como sustituto de otros aceites y alimentos llenos de calorías, para usar en ensaladas, batidos, café, entre otras comidas.

El TCM es una fuente bien concentrada y tiende a ser más adecuado para el uso clínico, en lo que encontramos:

- La reducción del apetito y pérdida de peso.
- Mayor función cognitiva y neurológica.
- Mayores niveles de energía y mejor desempeño atlético.
- Mejor función mitocondrial y menor riesgo de enfermedades como la ateroesclerosis, la diabetes, el cáncer, enfermedades cardiacas, enfermedades autoinmunes y epilepsia.
- Prevención de la enfermedad del hígado graso no alcohólico (EHGNA)

Si te es posible adquirirlo, por sus múltiples beneficios y bondades es altamente recomendado, pero no obligatorio.

SÍNTOMAS QUE TE INDICAN QUE ESTÁS EN CETOSIS

¿Cómo sabes si estás en estado de cetosis? Existen tres métodos farmacéuticos que puedes utilizar para medir las cetonas y estos son:

1. Tiras reactivas de orina.

También llamadas Ketostix, es una tira que posee varios colores y te ayudará a comprobar si has alcanzado la cetosis y a qué nivel. Debes asegurarte de esperar exactamente 15 segundos cuando la tira entre en contacto con la orina y luego compara el color de la zona de la muestra con la carta de colores que trae.

Con estas tiras reactivas de orina, puedes monitorear y saber si tu cuerpo está consumiendo cetonas en vez de glucosa.

Si estás empezando con la dieta cetogénica, es una muy buena manera de saber qué alimentos y proporciones te llevan, mantienen o sacan de la cetosis.

Al principio se recomienda medir una o dos veces por día. Una vez que entiendes a tu organismo, puedes realizar la prueba esporádicamente.

2. Medidores de cetonas en sangre.

Los medidores de cetonas en sangre son similares a los medidores de glucosa en la sangre, y el valor agregado a menudo se puede encontrar aquí, ya que algunas marcas funcionan como medidor de ambas cosas. Estos se pueden comprar en farmacias minoristas. Una de las ventajas de usar un medidor de sangre para medir las cetonas es que puede ser difícil producir orina cuando el cuerpo está deshidratado; un pinchazo en el dedo produce una gota que puede proporcionar una cantidad más precisa que otro producto químico de cetonas.

Muchos medidores de sangre de cetonas miden la cantidad de ácido beta-hidroxibutírico (BHA) en la sangre. Junto con la insulina, el BHA se utiliza para convertir las cetonas en energía. Al monitorear los cambios en BHA en las cetonas a lo largo del tiempo, las personas con diabetes y sus equipos de atención médica pueden determinar la efectividad del tratamiento de CAD (cetoacidosis diabética).

3. Analizadores de cetonas en el aliento.
Utilizar analizadores de cetonas en el aliento es una de las formas más simples y económicas de hacerlo. Es posible que sean más costosas que las tiras para orina, pero a largo plazo son más económica que un medidor de cetonas en la sangre.

Son reusables, por lo que pueden usarse repetidas. Estos analizadores, no solo te darán los niveles exactos de cetonas presentes en tu cuerpo, sino que también te proveerán un código de color para cada nivel genérico de cetona.

Lo interesante es que podrás obtener los resultados vía aplicación conectándote en tu celular o computadora y saber el número exacto de las cetonas presentes.

Si no quieres o no puedes obtener unos de estos tres métodos, también hay síntomas o signos que no requieren pruebas y te ayudarán a darte cuenta de que estás en cetosis. Estos son:

- o **Mal aliento:** Cuando alcanzamos la cetosis nuestro aliento puede ser el primero en avisarnos. Sí, yo sé que esto no es algo agradable, pero sí será una buena señal indicativa de que estás en cetosis. Esto es debido a los niveles altos de cetonas, específicamente las acetonas, un tipo de cetona que sale del cuerpo por la orina y la respiración.

  ¿Cómo resolver esto? Cepíllate más a menudo y/o usa enjugue bucal. Si optas por usar chicles, fíjate en los carbohidratos, ya que estos podrían elevar tus niveles de azúcar en sangre y reducir los niveles de cetonas.

  Una buena noticia es que este mal aliento no es permanente, luego de un tiempo en la dieta, deberá desaparecer.

- o **Boca seca y mayor sensación de sed:** Cuando entramos en cetosis nuestro cuerpo tiende a eliminar el exceso de agua (y de sodio) que podamos tener y esto puede provocar que sintamos más sed. A menos que tomes suficiente líquido y consumas los electrolitos necesarios, como sal, podrías sentir la boca seca. Prueba a tomar una o dos tazas de caldo a diario y tanta agua como necesites.

- o **Aumento de orina:** A mayor agua, mayor deseo de ir al baño.

- o **Mareos e irritabilidad:** Algunas personas sobre todo las principiantes, pueden sentirse más irritables y tener mareos en sus primeros días de entrar en cetosis. Esto es debido a la disminución de azúcar y glucógeno. Igualmente, si ocurre suele durar pocos días.

Como mencionamos anteriormente, otros indicadores menos específicos, pero a la vez positivos son: la reducción del apetito y un aumento de energía.

CETOSIS Y CETOACIDOSIS

Hoy en día existen muchos conceptos erróneos sobre la cetosis. Uno de los más comunes es confundirla con la cetoacidosis, la cual es una infrecuente y peligrosa afección médica que les ocurre mayormente a personas con diabetes de tipo 1 si no toman insulina.

Incluso algunos profesionales de asistencia médica suelen confundir bastante las dos situaciones, quizás debido a los nombres parecidos y a una falta de conocimientos de las diferencias, las cuales son muy claras.

Repito, la cetosis y la cetoacidosis *NO* es lo mismo, son condiciones totalmente diferentes. La cetosis es un estado del cuerpo totalmente natural y bajo el completo control del organismo. Se puede llegar a este proceso a través de una dieta cetogénica o de un periodo breve de ayuno.

Por otro lado, la cetoacidosis es un mal funcionamiento grave del cuerpo donde hay una producción excesiva e incontrolada de cetonas. Esta condición produce malestares como vómitos, náuseas y dolores estomacales muy seguidos. Esto es un mal muy grave y si no se trata con urgente se podría hasta entrar en coma. Requiere un tratamiento médico urgente porque puede ser mortal.

Si tu páncreas está en buen funcionamiento y hace una correcta función y a la vez produce de forma regular, en otras palabras, si no tienes diabetes de tipo 1, sería muy difícil, o hasta imposible, que llegues a tener cetoacidosis, incluso si intentaras llevar la dieta. El motivo es que tener niveles altos de cetonas causa la producción de insulina, la cual detiene la producción de más cetonas. De forma más específica, el cuerpo humano tiene una red de seguridad que con normalidad hace que sea imposible que las personas saludables padezcan de cetoacidosis.

Hay excepciones (son casos raros) donde es posible que ocurra cetoacidosis en una dieta cetogénica. Es recomendable tener mucho cuidado si te encuentras en algunas de estas situaciones:

- **Diabetes de tipo 1:** Cuando se tiene diabetes de tipo 1, quiere decir que tu cuerpo carece de insulina y por lo tanto tendrás que asegurarte de inyectar la cantidad necesaria de esta hormona. Necesitarás menos insulina al seguir una dieta cetogénica, pero seguirás necesitando inyectarte. Ojo, es importante que luego de un tiempo te realices chequeos médicos para ver cómo anda tu diabetes y el nivel de azúcar y, sobre todo, muy importante, siempre consulta con tu médico.

- **Periodo de lactancia:** en casos muy infrecuentes seguir una dieta cetogénica mientras estás en periodo de lactancia puede causar cetoacidosis, así que deberías adaptar la dieta para estar segura. Ya que la leche que produces tiene un alto porcentaje de grasa, entonces la estarías perdiendo doblemente.

La cetoacidosis hace que te sientas muy enfermo, débil y con náuseas. Hay un tratamiento sencillo si sospechas que estés padeciendo de esta condición: come algo de carbohidratos de forma inmediata (p.ej. un par de frutas, un sándwich o un vaso de jugo). Si tienes diabetes de tipo 1 toma más insulina. Si no empiezas a sentirte mejor directamente después, contáctate con servicios de emergencia.

GRIPE CETOGÉNICA

En este momento hablaremos de un tema un poco conocido cuando se lleva a cabo una dieta cetogénica. No sé si habrás oído de la famosa "gripe cetogénica" la cual es un efecto secundario al entrar en el proceso de cetosis. Pues esto se refiere a unos "síntomas" que sientes cuando inicias, algo así como cansancio, dolor de cabeza, te irritas fácilmente y te cuesta mucho concentrarte. Déjame decirte que a pesar de que te sientes mal, debo felicitarte pues tienes la gripe keto. Así es como la llama la gente, aunque no es realmente una gripe, ni es contagiosa. Simplemente tienes malestares semejantes a los de la gripe.

La mayoría de las personas sienten algunos de estos síntomas durante la primera semana de una dieta cetogénica, especialmente dentro del tercer y el quinto día. Pero descuida, esto es temporal y pronto te sentirás mejor, existe una solución para este "problema".

Estos son algunos de esos síntomas de la gripe keto:
- Fatiga
- Dolor de cabeza
- Irritabilidad
- Dificultad para concentrarte ("obnubilación")
- Falta de motivación
- Mareos
- Antojos de azúcar
- Náuseas

¿QUÉ CAUSA LA GRIPE KETO?

La gripe keto es causada por la transición que se produce en el cuerpo humano cuando este comienza a quemar grasa para obtener energía en lugar de azúcar. Es decir, que cuando sientas esta "gripe" quiere decir que ya tu cuerpo ha empezado a usar tus grasas y estás autoquemándolas, ¿¡no es esto maravilloso!? Creo que es la única gripe que se puede celebrar.

La mayoría de los síntomas son provocados por la falta de agua y sal, ocasionada por un aumento temporal en la producción de orina a medida que el cuerpo entra en cetosis (el modo en que aumenta la quema de grasa). Esto se puede corregir curando la gripe keto adecuadamente.

REMEDIO PARA LA GRIPE KETO

Los síntomas que se presentan por la gripe keto normalmente desaparecen por sí mismos en pocos días, a medida que el cuerpo se va adaptando, pero para eliminarlos en 15 minutos, podrías usar este remedio. El primer paso que voy a mencionar es el más importante y que debes llevar a cabo sí o sí, y a menudo es suficiente.

1. REMEDIO DE AGUA Y SAL

Te recomiendo que consumas suficiente agua y sal. Tus síntomas podrán reducirse al mínimo, y muy frecuentemente puedes hasta sanarte del todo.

Haz esta prueba: Añade media cucharadita de sal (puedes usar cualquier tipo de sal, pero te recomiendo la sal rosada) en un vaso grande de agua y tómatelo. Esto puede disminuir o acabar con los efectos secundarios en 20 o 30 minutos. Si te da resultado, puedes seguir haciéndolo una o dos veces al día durante la primera semana, si fuera necesario.

2. Remedio de caldo o consomé

Otro remedio, más rico y sabroso que el anterior, es tomar caldo o consomé. Podría ser de res, pollo o simplemente hueso, y hacerlo una o dos veces al día.

3. AÑADE A TU ALIMENTACIÓN MÁS GRASA

Si no te funcionan los pasos que hemos mencionado anteriormente y sigues con malestares, cansancio y debilidad, debes asegurarte de que estás consumiendo la cantidad suficiente de grasa para que tu cuerpo pueda tener energía.

Debido a que has empezado una alimentación baja en carbohidratos, ingerir pocas grasas es una forma segura de pasar hambre y estar cansado. Un dato importante y quiero que lo tomes en cuenta es que nunca debes quedarte hambriento al empezar la dieta cetogénica, sobre todo esos primeros días. Una dieta baja en carbohidratos adecuada contiene la suficiente grasa para que te sientas saciado y con energía, especialmente después de comer. Esto puede acelerar el periodo de transición y reducir el tiempo en el que puedes sentirte desanimado al empezar este tipo de alimentación.

Si te preguntas ¿qué tengo que hacer para consumir suficiente grasa en una dieta cetogénica? Es sencillo y hay diversas opciones, pero en caso de que tengas dudas, simplemente añade mantequilla a todo lo que comas o un poco de aceite de coco.

4. COMO ÚLTIMA OPCIÓN: INGIERE UN POCO MÁS DE CARBOHIDRATOS

Ya tomaste agua con sal, tomaste caldos y agregaste grasas a tus comidas y no ha desaparecido totalmente la gripe keto, por lo general la mejor opción es tener paciencia, pero es difícil tener paciencia cuando el malestar no se va. Es probable que cualquier síntoma que persista desaparezca en unos días, cuando el cuerpo se adapte a comer cetogénico y se convierta en una máquina quema grasas.

Si te ves obligado a hacer algo al respecto, es posible consumir algunos carbohidratos más y hacer que la transición a este tipo de alimentación sea más gradual y pausada, que no hagas un cambio tan drástico en tu alimentación, sino que ingieras un poco de carbohidratos y vayas disminuyéndolos de a poco a poco. Esto no se recomienda como primera opción, ya que hace que el proceso sea más lento y por ende la pérdida de peso y la mejora de tu salud sean menos visibles de forma inmediata. Pero sin duda puede eliminar los síntomas que te quedan de la gripe keto.

CAPÍTULO III.
¿CÓMO HACER LA DIETA KETO?

El año pasado, mientras veía las redes sociales, de repente me empezaron a salir los post de mis amistades que estaban llevando la dieta. Muchísimas personas en la "keto life" y con el gif "yes, this is keto", etc. Y obviamente me interesé por el asunto. Leí muchísimo, me documenté, investigué por largas horas, varios días, hasta que la llevé a cabo.

Esta es una dieta y un estilo de vida que está en auge, es mucho lo que se habla y lo que se cree sobre esta forma de alimentación. Sin embargo, la ciencia ya ha comprobado que la dieta cetogénica es un método de alimentación para bajar de peso que resulta y funciona perfectamente. Y personalmente he visto el resultado tanto en mí, como en muchísimas otras personas a mi alrededor que la han llevado y muchos que siguen en ella.

No solamente es beneficiosa para la quema de grasa y para bajar de peso, sino que ¿quién no sabe que el azúcar está acabando con la vida de las personas?

Su ingesta en exceso causa muchísimo daño al organismo, y esta dieta no solo se trata de comer menos y limitado, sino de evitar los carbohidratos que al final se convierten en azúcar. Llevar esta alimentación involucra una renovación a tu estilo de vida, te sentirás diferente. Hazme caso cuando digo que ya no verás el mundo como lo veías antes.

Algo muy importante es que en la vida keto no alcanza con que sepas qué puedes comer y qué no, sino que debes tener un menú planificado y bien elaborado con el objetivo de que no te falten nutrientes en la alimentación. Así evitarás tener deficiencias en áreas de la salud. De igual forma, es importante que ingieras variedad para que no te canses de comer lo mismo.

Algo que te recomiendo a toda costa es que siempre salgas con un aperitivo o snack a mano por si te da hambre no tengas que comprar alimento en la calle y eso te haga salirte del plan.

¿EN QUÉ CASOS NO ESTÁ RECOMENDADA LA DIETA KETO?

Es muy importante y recomendable que antes de iniciar cualquier plan de alimentación todas las personas consulten a un endocrinólogo, a un nutricionista o a cualquier experto en el área que sea de su preferencia. Es bueno que se realicen exámenes médicos antes de empezar y así poder ver en qué áreas tienen deficiencia o cuáles no pueden descuidar.

Las personas que entren en los siguientes rangos, deben consultar OBLIGATORIAMENTE a su médico antes de llevarla a cabo.

- Personas que estén tomando medicamentos para la diabetes.
- Personas que estén tomando medicamentos para la hipertensión.
- Personas en periodo de lactancia.
- Mujeres embarazadas.
- Ancianos.
- Personas que tienen patología de vesícula biliar.
- Menores de edad.
- Personas con arritmias o problemas cardiovasculares.

¿CÓMO INICIAR LA DIETA KETO?

Esta es una historia de la vida real. Mariel, de 26 años, pelo largo, castaño, ojos claros, nariz fina, es una amiga que pesaba alrededor de 90kg con una estatura 5.4, por lo que está demás decir que estaba en sobre preso. Eran 6 amigas, de las cuales ella era la más gordita y las otras solo estaban un poco masuitas. Tres de ellas empezaron a hacer keto, es decir, eran 6 amigas, 3 a dieta y 1 gordita. Todo el mundo sabe que donde hay dos o más reunidos, hay comida, eso no puede faltar en una juntadera.

Siempre que se reunían surgía el tema de la dieta, pues siempre que comían tenía que ser en base a algo que todas pudieran comer. Resulta que de tanto hablar de la keto y al ver Mariel la emoción de sus amigas que estaban a dieta, y ver lo que ellas comían (el que ha hecho keto sabe que se come muy bueno) y que a pesar de que no hacían ejercicios estaban bajando de peso, pues ella se interesó por empezar la dieta.

Mariel se empeñó en rebajar y se propuso que para las fiestas navideñas tenía que ponerse en forma. Hasta ahí todo estaba muy bien, el único problemita es que este empeño le entró nada más y nada menos que... en noviembre.

Yo soy de las personas que siempre digo que todos los "inicios" son buenos. Iniciar una relación, un nuevo trabajo, una amistad, una casa nueva, una carrera, hasta una dieta, me parece que siempre es bueno dar inicio a algo.

"Todo logro empieza con la decisión de intentarlo", sin inicios no hay logros. Pero empezar una dieta y empeñarse por rebajar 20kg (que era su meta) en un mes, es una locura. Primeramente, no es saludable, en absoluto, y segundo no es para nada sostenible.

En su empeño y su decisión de rebajar a como dé lugar, Mariel quiso empezar la dieta keto en conjunto con el ayuno intermitente y encima de esto, a querer hacer cardio intenso.

¿En serio? Pasar de comer de todo en grandes cantidades a no comer por largos períodos y encima hacer ejercicios intensos, una persona que el esfuerzo mayor que hacía era el de llevarse la cuchara a la boca.

Obviamente, a la semana Mariel se estaba muriendo, no solo del hambre si no que hubo que internarla. No podía sostenerse ella misma, los dolores de cabeza y mareos eran terribles desde el cuarto día, decía que sentía como que el estómago se le estaba quemando y que tenía un vacío (acidez se llama eso). Gracias a Dios, luego de pasar dos días en el hospital, Mariel logró recuperarse, pero adivinen qué, pasó tanta hambre e hizo tanto esfuerzo físico que cuando salió quiso comerse el mundo. Su ansiedad se intensificó, necesitaba comida, dulces, no podía parar de comer y solo pensaba en ello. A esto se le llama efecto rebote, intentas llevar una dieta y cuando sales de ella, quieres comer exactamente todo lo que no comiste durante tu plan de alimentación. Pasa muy frecuentemente en dietas muy estrictas y con pocas opciones de alimentos.

Nunca, nunca pero nunca es aconsejable que entres en una dieta con todo el pie. Sí con todo el ánimo y toda la fe, pero no con cambios tan drásticos y medidas tan exigentes que a la larga no puedas sostener. Lo ideal es que los procesos se lleven en escalas. Reduciendo o eliminando de poco a poco para que tu cuerpo se empiece a acostumbrar y no sea dañino para ti.

En keto no es recomendable hacer cardio intenso por lo menos las dos primeras semanas, sí puedes hacer una caminata suave de 30 minutos, pero ningún ejercicio que altere mucho tu ritmo cardíaco. Con el tiempo podrás ir intensificando tus rutinas y agregando peso a los hierros para tonificar.

Una de las cosas más importantes a la hora de empezar la dieta es documentarte bien. Aprender a leer las etiquetas de los alimentos que compras en el supermercado. Ten mucho cuidado con los alimentos "light" y dietéticos. Evita a toda costa comer alimentos con azúcar y almidón (arroz, pasta, papas, yuca, casi ningún vívere es permitido). Ingiere mucha agua, café, té y mate, sin azúcar o edulcorantes, una copa de vino de vez en cuando es aceptable.

Mariel está bien, no logró su objetivo de rebajar para las fiestas navideñas, pero sí está llevando la dieta progresivamente que es lo más recomendable. En el primer mes bajó 8 kg y en medidas ha bajado notoriamente, que al fin y al cabo es lo más importante aparte de estar en salud.

CAPÍTULO IV.
ELECTROLITOS, TU ALIADO EN LA DIETA CETOGÉNICA

Debido a que estás siguiendo un plan alimenticio bajo en carbohidratos, tu organismo comenzará a funcionar de forma diferente a como lo llevaba haciendo durante muchos años. Ahora llevas una alimentación completa y saludable, a base de huevos, carnes, pescados, verduras y frutos secos, de los cuales estás obteniendo todos los nutrientes necesarios para que tu cuerpo funcione a la perfección. Se siente bien ¿verdad?

Sin embargo, al tratarse de una dieta baja en carbohidratos y estar eliminando tantos líquidos, puede ser que tu nivel de electrolitos se desequilibre y en ocasiones puedes sentirte un poco mal, sin fuerza y sin ánimo. Si estás pasando por esto, lo más seguro es que necesites suplementos de magnesio, potasio o sodio para encontrarte perfectamente.

Al bajar la insulina, tus riñones estarán segregando más sodio, y el sodio puede arrastrar a otros electrolitos.

Esta reducción puede causar algunos síntomas que no te hacen sentir bien. Y si estás comenzando con la dieta keto, como habrás leído anteriormente, podrías experimentar la gripe keto o keto flu, que puede hacer que te sientas débil y hasta se te ocurra tirar la toalla, pero ¡no abandones! Esto es un buen indicio.

Solamente necesitas reponer los electrolitos de forma adecuada y te sentirás mejor casi de inmediato. Puedes recurrir a los alimentos o puedes preferir tomarlos en forma de suplementos, tratando de siempre de que sean orgánicos y naturales. Si te decides por la segunda opción, es muy importante que consultes con tu médico antes de tomarlos.

A continuación, te muestro los síntomas que podrían indicar que tienes deficiencia de electrolitos y qué alimentos deberías consumir para suplir esas necesidades y que te sientas mejor.

MAGNESIO

El magnesio es un mineral muy importante para nuestro organismo y del cual muchas personas tienen deficiencia. Es un electrolito indispensable para la vida. Te recuerdo que con la alimentación cetogénica vas a dejar de retener líquidos y por lo tanto pueden bajar tus niveles de electrolitos sobre todo en los primeros días/semanas mientras tu cuerpo llegue a regularse de nuevo.

¿CUÁLES SON LOS SÍNTOMAS DE DEFICIENCIA DE MAGNESIO?

Estos son los síntomas que podrías experimentar si tienes falta de magnesio:

- Calambres nocturnos en pantorrillas y pies.
- Fatiga y/o debilidad.
- Presión arterial alta.
- Palpitaciones irregulares del corazón.
- Rigidez por la mañana, cuando te levantas de la cama.

Si estás pasando por alguno de estos síntomas, significa que debes aumentar la ingesta de los siguientes alimentos por su alto contenido de magnesio: semillas de calabaza, espinacas, acelgas, almendras, verduras de hojas verdes, cacao o chocolate negro (sin azúcar, claro), semillas de chía, el aguacate y la alcachofa.

Si te decides por los suplementos, durante la dieta keto se recomienda el citrato y el glicinato o bisciglinato pues se absorben mucho mejor. Si no tienes problemas de estreñimiento es preferible el glicinato, y si quieres un suave efecto laxante, toma el citrato.

POTASIO

Igualmente es un electrolito indispensable para la vida. Si estás iniciando un estilo de vida keto, por nada del mundo te olvides del potasio porque su insuficiencia es una de las principales causas de la gripe keto y muchas personas no le prestan atención.

¿CUÁLES SON LOS SÍNTOMAS DE LA DEFICIENCIA DE POTASIO?

Estos son los síntomas que podrías experimentar si tienes falta de potasio:

- Calambres nocturnos en pantorrillas y pies.
- Presión arterial alta
- Antojos y ansiedad por comer algo dulce
- Insulina alta
- Debilidad muscular
- Ansiedad y problemas para dormir
- Palpitaciones anormales del corazón
- Piedras en los riñones

Para mejorar o eliminar estos síntomas, lo primero que vas a hacer es olvidarte de que el plátano/guineo tiene mucho potasio, seguro que ya lo pensaste ¿verdad? Olvídate de eso porque en keto no lo comemos y segundo porque hay miles de frutas permitidas que tienen mucho más potasio que el plátano (370 mg./100grs), el ejemplo perfecto: el aguacate (487 mg./100grs). También están las verduras, dígase espinacas, acelgas, champiñones y brócoli, igualmente el salmón, coles de bruselas, la calabaza, la carne, almendras, etc.

A pesar de que hay muchos alimentos que tienen potasio, es posible que no consigas la cantidad diaria necesaria que es de 3000 a 4700 mg., así que plantéate tomar un suplemento para mejorar los síntomas. La presentación más recomendable es el citrato de potasio.

No suplementes potasio si tienes problemas adrenales o de riñón y no tomes más de 1 o 2 al día en pequeñas dosis (nunca en una sola toma).

SODIO

Durante la dieta cetogénica necesitarás más consumo de sal, no menos. El sodio es indispensable.

Mientras estás en cetosis tu cuerpo deja de usar la glucosa como combustible y pasa a usar las cetonas. Al bajar el consumo de carbohidratos, los niveles de insulina en la sangre bajan mucho y aumenta la pérdida de electrolitos a través de los riñones. Es por esta razón que necesitaremos consumir más sal de lo habitual. Lo contrario a lo que sucede cuando llevas una dieta con alto consumo de carbohidratos y azúcares, que pasas a retener mucho líquido y la ingesta de sal debería ser menor. Si estás trabajando para entrar en cetosis lo ideal es que consumas de una a una y media cucharita de sal todos los días para evitar que te sientas mal y esto te conlleve a abandonar este plan alimenticio, especialmente al comenzar la dieta.

No le tengas miedo a esto mientras estás en keto, igualmente que a la grasa. Ambas son buenas y necesarias en esta dieta.

Cuando estés en cetosis y hayas adquirido este estilo de vida keto, si además haces ayuno intermitente, te darás cuenta de que necesitas aumentar el consumo de sal para encontrarte bien y cuando lo hagas, verás cómo cambiarán tus síntomas. Es como algo mágico. Si en algún momento te sientes decaído o piensas que tienes hambre, toma un vaso de agua con un poco de sal (rosada preferiblemente) y vas a ver que cambiarás, te sentirás muchísimo mejor y con más energía.

¿CUÁLES SON LOS SÍNTOMAS DE DEFICIENCIA DE SODIO?

Estos son los síntomas que podrías experimentar si tienes falta de sodio:

- Presión arterial baja
- Mareos al ponerte de pie
- Calambres en las piernas, especialmente en el área de la pantorrilla y los pies.
- Debilidad
- Cansancio

Ya te di el truco para mejorar estos síntomas si es que en algún momento pasas por alguno de ellos. Consume agua con sal, sobre todo en esos días en los que orinas mucho.

Para aclarar, un dato importante es que la sal es un compuesto químico que "contiene" sodio, es decir, no es lo mismo sal y sodio. La sal tiene aproximadamente un 40% de sodio, el resto es 60% de cloruro.

En este tipo de dieta, la cantidad que deberíamos consumir de sodio es de 3 a 7 gramos diarios, que en sal se traducen en 7 a 17 gramos, que es de 1 a 3 cucharaditas.

¿CUÁL ES LA MEJOR SAL EN LA DIETA CETOGÉNICA?

Existen muchos tipos de sal y cada uno es diferente. La sal que normalmente usamos, llamada sal de mesa no es precisamente la mejor, ya que ha pasado por ciertos procesos químicos que la llevan a perder innumerables minerales.

En toda ocasión, lo que es 100% puro siempre será lo mejor, pasa igual en el caso de la sal sin refinar, como la Sal Rosa del Himalaya, la sal Celta, la Sar Maldon y la sal Atlántica, que son tipos de sales que no son procesadas ni tratadas. Obviamente, estas por ser mejores son más costosas que las de mesa, pero su contenido lo vale. De igual forma puedes usar sal marina natural o de roca.

CAPÍTULO V.
¿QUÉ DICE LA CIENCIA Y LOS MÉDICOS ACERCA DE LA DIETA CETOGÉNICA?

La primera recomendación que te voy a dar, es que antes de comenzar esta o cualquier dieta, primero hables con tu médico. No soy doctor, simplemente soy un consumidor de la dieta cetogénica que se ha documentado y se sigue documentando día tras día y sé que existe una gran polémica sobre esta forma de alimentarse. Tiene sus pro y contras, ventajas y desventajas, sin embargo, un estudio científico publicado por la revista Diabetes Therapy en abril de 2018, comprobó la efectividad y la seguridad de la dieta, considerándolo un modelo de alimentación ideal para complementar el tratamiento médico de pacientes con diabetes tanto tipo 1 como tipo 2.

Estudios han demostrado que puede ayudar a las personas a mejorar su sensibilidad a la insulina. "La diabetes tipo 2 se puede controlar con una dieta cetogénica", dice Cunnane. Un análisis de estudios del International Journal of Diabetes and Clinical Research concluyó que las dietas keto "deben tomarse seriamente en consideración como una posible terapia estándar para el tratamiento futuro de la diabetes".

Remplazar carbohidratos que han sido procesados (incluyendo granos refinados, productos de papa y azúcares libres) por los carbohidratos no procesados (vegetales sin almidón, frutas enteras, legumbres y granos enteros o mínimamente procesados) aporta grandes beneficios para la salud.

La dieta keto lleva a nuestro cuerpo a recurrir a las grasas acumuladas para adelgazar, por ende, puede ayudarnos a perder peso. Un estudio publicado en febrero de 2014 se preguntaba si la dieta cetogénica podía ser de ayuda para el tratamiento de la obesidad, y la respuesta era positiva: "Un periodo de dieta cetogénica baja en carbohidratos puede ayudar a controlar el hambre y a la vez a mejorar el metabolismo de oxidación de grasas, reduciendo así el peso corporal", esa fue la conclusión de los que investigaron y agregaron que la forma y el tiempo que se debe permanecer en la dieta dependería de cada caso. Afirman que es necesario que los profesionales médicos entiendan y lleven a cabo la dieta cetogénica en cada situación de manera personalizada.

En otro estudio cuyo fin era analizar los efectos causados por la dieta cetogénica en el tratamiento de la obesidad a largo plazo, las conclusiones fueron que, además de eficaz, se trata de una dieta segura con la que los pacientes no solo presentan una serie de mejoras (principalmente en los marcadores de salud cardiovascular, como la hipertensión o el perfil de triglicéridos en la sangre) sino que además no sufren los efectos secundarios que a menudo presentan los pacientes que toman medicación para conseguir esas mismas mejoras.

Finalmente, se hizo un análisis sobre la relación que existe entre la dieta keto, la sensación de hambre y la ingesta de alimentos, y en conclusión se demostró que la dieta cetogénica reduce el problema de la sensación de hambre que muchas veces llevan consigo las dietas orientadas a perder peso y que a menudo son un problema para su éxito.

PRO Y CONTRAS DE LA DIETA CETOGÉNICA

Hasta ahora, todo lo que hemos dicho te parece increíble ¿verdad? A modo de resumen y para dejarte todo más concreto, voy a darte los pros y los contras de llevar una dieta cetogénica como plan alimenticio.

Pros

- Tu cuerpo utiliza tu grasa almacenada como fuente principal de energía al momento en que entras en cetosis.
- Luego de entrar en cetosis, el apetito y la sensación de hambre disminuye en forma considerable, lo que produce que comas menos y bajes más rápido de peso.
- Tanto a corto como a mediano plazo, es 100% efectivo tanto para bajar de peso como para el mejoramiento de la salud.
- Luego de la segunda semana te sentirás con más energía.

- Te sentirás mejor contigo mismo y aumentarás tu autoestima.

Contras
- Los primeros días son los más difíciles, puedes sentirte débil, puede darte lo que ya dijimos la gripe keto, pero también te dimos las soluciones para esos casos.
- Puede que aparte de grasa, también pierdas masa muscular.
- Casi todos los alimentos contienen carbohidratos, lo que dificulta mantener la dieta a largo plazo.
- Si no sabes distribuir bien los alimentos, podrías alcanzar algunas deficiencias de nutrientes que son indispensables para el bienestar, debido a que no se pueden ingerir muchas frutas.

CAPÍTULO VI.
¿QUÉ COMER EN LA DIETA KETO? LO QUE NO PUEDE FALTAR EN TU COMPRA

La base de la dieta keto es el consumo de proteínas y grasas como fuente de energía y una máxima reducción de los carbohidratos. Esto quiere decir que debes deshacerte de todos esos alimentos rápidos de cocinar que siempre están a mano para cuando uno no tiene ganas de ponerse a preparar comida, como el arroz, el pan, la pasta, la papa, etc., en esto incluimos los bocadillos, dígase galleticas, frutas, nachos, etc. Todo esto debes eliminarlo y darle la bienvenida a algunos alimentos más perecederos que tienen un mayor contenido en grasas y proteínas, como los lácteos enteros, la carne, los pescados, los chicharroncitos (picadera), semillas (bien medidas), etc.

Cuando te encuentres en el supermercado, no te emociones por llenar el carrito de todos los alimentos que son ricos en grasa pero que sabes que no son saludables. Digamos que puedes comprar tocineta y queso, pero cómelo con moderación, deberías optar por fuentes de grasas insaturadas y proteínas buenas, como el pescado y el aguacate, debido a que sí, la dieta se basa principalmente en grasas, pero es importante que elijas las que son saludables.

RECOMENDACIONES POR GRUPOS DE ALIMENTOS

A continuación, encontrarás una breve recomendación de los alimentos a considerar en la dieta keto segmentada por grupos.

Para cada grupo de alimentos encontrarás 3 categorías:

-   Priorizar (estos son los más recomendables)
Planifícate para que un 60-80% de tus alimentos de ese grupo sean de esta categoría.

-   Moderar (estos son válidos en moderación)
Estos son los que no deben pasar del 20-30% de tu ingesta total dentro de ese grupo.

-   Eliminar (estos son los problemáticos que no debes consumir)
A toda costa debes reducirlos al máximo y si te es posible, eliminarlos, ya que retrasan o inhiben la cetosis, además de que no son saludables.

Sin importar el alimento que sea, lo que vas a tomar en cuenta para hacer correctamente la dieta es la cantidad de carbohidrato.

En cuanto a las cantidades, nunca te llenes mucho, trata de saciarte, pero no comas de más, así irás disminuyendo la ansiedad y tu apetito se irá reduciendo.

Verduras

Empezamos con las verduras, estas están permitidas, pero debes priorizar las que contienen menor carbohidrato neto, que son además las que suelen tener mayor densidad nutricional. Las de la categoría moderar también las puedes comer a diario, pero en porciones menores.

- Priorizar:

Espinaca, lechuga, espárrago, calabacín, alcachofa, apio, rúcula, berenjena, champiñones, repollo, brócoli, pimiento, kale, acelga, judías verdes y todos aquellos alimentos que encuentres que su porcentaje de carbohidrato sea similar a los de estos alimentos.

- Moderar:

Zanahoria, cebolla, remolacha, ajo y puerro.

- Eliminar:

Patata, yuca, legumbres (incluyendo los guisantes como habichuelas, gandules, habas, etc.) y cereales.

Frutas

Por su alto contenido de carbohidratos y azúcares, las frutas permitidas son bien selectas y pocas.

Frutas como el aguacate, aceitunas o incluso el tomate son muy bajos en carbohidrato, por lo que puedes comerlos a diario. Y lo mismo con frutos rojos y morados como frambuesas, moras o fresas. Los arándanos contienen más carbohidratos, por lo que debes consumirlos con menos frecuencia o en porciones menores, igualmente con el resto de las frutas de la categoría a moderar.

Priorizar:
Aguacate, aceitunas, tomate, frambuesas, moras, fresas y el coco.

Moderar:
Arándanos, limón, ciruela, cerezas, sandía, naranja, melocotón y el pomelo.

Eliminar:
Manzana, pera, kiwi, piña, mango, uvas, plátano, frutas en almíbar, fruta deshidratada y zumos.

Proteínas

Debido a su aporte de buen equilibrio de aminoácidos y la mínima cantidad de carbohidratos que contienen, todas las proteínas animales frescas son aceptables, pero no puedes ingerirlas en altas cantidades porque podría convertirse en grasa. Algunas recomendaciones generales:

- Lo ideal en este grupo de alimentos es consumir las carnes frescas y reducir las procesadas, especialmente los embutidos o fiambres que son preparados con azúcar, almidón o dextrosa.

- Los órganos son muy ricos en micronutrientes y aportan una buena cantidad de proteínas y grasas. Puedes consumir embutidos artesanales siempre y cuando lo hagas en moderación.

- Igualmente, es muy recomendado el pescado fresco, aunque también son válidos los que están en conservas (en agua o aceite). Todos son permitidos, pero prioritarios los que contienen una menor cantidad de mercurio y/o poseen un mayor aporte de Omega 3.

- En cuanto al huevo, consúmelo libremente pues es muy fácil de hacer, lo puedes cocinar de muchísimas formas diferentes, aportan proteína de excelente calidad, grasa buena y gran cantidad de micronutrientes.

Priorizar:
Salmón, carne fresca (de pollo, de cerdo, de vaca), sardinas, arenques, boquerones, gambas, camarones, sepia, pulpo, mejillones, almejas, merluza, trucha, tofu y órganos.

Moderar:
Mero, corvina, marlín, rape, pargo, emperador, fletán, atún, embutidos artesanales y proteína de suero (aislado).

Eliminar:

Embutidos, fiambres con azúcar, almidón, dextrosa, algunas legumbres y cereales.

Frutos secos y semillas

Los frutos secos también son una fuente de proteína y grasa de calidad, pero en la mayoría de los casos contienen un alto nivel de carbohidrato total, pero la mitad aproximadamente es fibra, por lo que su aporte de carbohidrato neto es moderado en la mayoría de casos.

Más adelante hablaremos con más detalles acerca de las semillas (de chía, calabaza, linaza etc.) que son una excelente opción para agregar a las ensaladas o al yogur y su nivel de carbohidratos neto es bajo.

Priorizar:

Pecanas, almendras, piñones, nueces de macadamia, nueces de Brasil, avellanas y semillas de chía, calabaza, sésamo, linaza y girasol.

Moderar:

Pistachos, cacahuetes y harinas sustitutas.

Eliminar:

Mantequillas o harinas con azúcar.

Productos Lácteos

La dieta cetogénica es mucho más restrictiva en lo referente a los lácteos, eso se debe principalmente a que la mayoría de los lácteos contienen un alto nivel azúcar, lo que quiere decir carbohidratos. Sin embargo, hay algunos que son permitidos y que son más recomendados como es el caso de los fermentados naturales, preferiblemente con aporte probiótico. Los quesos artesanales con bajo carbohidrato también son recomendables.

Priorizar:
Yogur griego y kéfir. Queso parmesano, provolone, mozzarella, gouda, cheddar, brie, camembert y manchego curado.

Moderar:
Yogur natural y mascarpone. Mantequilla, leche entera, crema batida, queso frescos y requesón.

Eliminar:
Lácteos desnatados, azucarados y los quesos procesados.

Grasas y aceites

Como hemos hablado anteriormente, las grasas son el consumo base en la dieta cetogénica, de aquí proviene la energía que usará el cuerpo. Debemos cuidar que sea grasa buena, preferiblemente basada en alimentos como el aguacate, el huevo, frutos secos, pescados, carnes, órganos o lácteos.

Priorizar:
Aceite de oliva, de coco y de aguacate.

Moderar:
Manteca, mantequilla, ghee, sebo y triglicéridos de cadena media.

Eliminar:
Aceites vegetales poliinsaturados (maíz, soja, canola, girasol, etc.).

Endulzantes

Si puedes abstenerte a todos, es lo mejor. Sin embargo, sabemos que esto es muy difícil y más luego de estar tan acostumbrados a los dulces. Por suerte, existen edulcorantes que en moderación se pueden consumir, este es el caso de la stevia y los polialcoholes (eritritol sobretodo).

Priorizar:
Stevia y eritritol.

Moderar:
Manitol, aspartamo, sorbitol, xilitol, maltitol, sucralosa y sacarina.

Eliminar:
Azúcar, miel, néctar de agave, jarabe de maíz, melaza y todos los azúcares.

Bebidas

Sobre todas las cosas, no hay nada mejor ni igual al agua, esta será tu bebida principal y debes consumirla durante todo el día. Los tés, el café, las infusiones y el caldo de hueso o de pescado también los puedes consumir, incluso durante los ayunos.

Priorizar:
Agua, agua con gas, café, té, infusiones y caldo de huesos y pescado.

Moderar:
Leche, agua de coco, bebidas dietéticas, leches vegetales y kombucha.

Eliminar:
Refrescos con azúcar, bebidas azucaradas, los zumos de frutas y las bebidas alcohólicas.

Luego de haberte mostrado por grupo cuáles son los mejores alimentos en este régimen, los que debes comer en moderación y los que por nada deberías comer, llegamos a esta conclusión: Grasas saludables = buenas; proteínas = buenas; pero ¿y lo demás? No te alarmes, aunque es cierto que hay muchos alimentos prohibidos en la Keto, hay muchas cosas que sí puedes comer. He aquí una lista de alimentos que puedes comprar y deberías tener siempre en casa:

1. AGUACATE

Para mí no hay un mejor alimento para esta dieta que el aguacate pues contiene grasas saludables y muchas vitaminas, minerales y macronutrientes. Al ser alto en grasa te va a satisfacer, te dará energía, además de que lo puedes preparar de múltiples formas, en picadillo, guacamole, en algunos países hacen batida de aguacate, si te animas puedes hacerla con semilla de lino y será un súper desayuno. Y lo mejor de todo, es que no requiere mucho tiempo de preparación.

2. VERDURAS BAJAS EN CARBOHIDRATOS

No todas las verduras son iguales. Las verduras altas en carbohidratos (como las papas) están prohibidas. En su lugar, elige opciones bajas en carbohidratos como el coliflor, el brócoli, las espinacas, el pimiento morrón, el apio, el pepino, la berenjena y los espárragos.

Está permitido comprar las verduras congeladas sobre todo el coliflor ya que puedes usarlo en múltiples recetas y es muy bajo en carbohidratos y alto en fibra y vitamina C.

3. VERDURAS DE HOJA

Las verduras de hoja prelavadas ahorran muchísimo tiempo. Procura siempre tener en tu nevera verduras de hoja, ya que facilitan mucho a la hora de preparar una ensalada y además de que aportan nutrientes necesarios como ácido fólico, vitamina C, fibra y magnesio.

Puedes ingerirla todo el día, tanto en el desayuno, la comida y la cena. Más adelante, en la sesión de las recetas, verás muchas formas como puedes usarlas.

4. CARNES

Las carnes son un claro ejemplo de alimentos cetogénicos. Tienen un alto porcentaje de proteínas y grasas. Sin embargo, tenemos que tener mucho cuidado con los productos que están hecho a base de carne procesada, por ejemplo: salchichas, embutidos, salami, etc. porque podrían ser carcinógenos de tipo 1.

5. POLLO Y PAVO

La pechuga de pollo es una de las mejores carnes que podemos escoger si buscamos una dieta de calidad para lograr la cetosis. Hay muchísimas maneras de cocinarla de manera fácil y rápida, puede ser al horno, a la plancha, con salsas, guisada, puedes hacer albóndigas, como más te guste. Un beneficio de esta carne es que puedes sazonarla en 1 día y guardarla frisada en porciones. Así te resultará más fácil, simplemente la descongelas unas horas antes el mismo día que la quieres consumir y ya tienes tu porción.

Por su lado, el pavo es una carne rica en proteínas de calidad y con pocas grasas que puedes cocinarla como quieras y con lo que quieras. Esta carne en salsa de champiñones es riquísima, y usarla para tacos también es una buena opción.

6. TERNERA

Entre las carnes rojas, la que deriva de la ternera y especialmente los cortes más magros son una buena alternativa para sumar a la dieta. Si quieres puedes optar por lomo, solomillo, contra, redondo, paleta o pierna.

7. TODO TIPO DE PESCADO

Tanto el pescado blanco como el pescado azul son buenas opciones para sumar a la dieta cetogénica, mientras el primero es fuente de proteínas casi sin grasas el último contiene más omega 3 o ácidos grasos poliinsaturados.

El atún, el salón o las sardinas, puedes consumirlo ya sea fresco o en latas, claro, es mejor fresco, pero para los "rapiditos" podrías resolver con un enlatado. Si te decides por el pescado fresco, hazlo a la parrilla, ásalo o fríelo con aceite saludable (oliva o coco).

Si te decides por el enlatado, puedes prepararlo con mayonesa y servirlo con verduras de hoja, o simplemente combinarlo con aguacate.

8. HUEVOS

Los huevos son uno de los alimentos cetogénicos que nunca deben faltar en la dieta. Un huevo aporta 6g de proteínas, 5g de grasas y 0.5 de carbohidratos. En una dieta cetogénica los huevos pueden formar parte tanto del desayuno como del almuerzo o la cena. Son facilísimos de preparar y puedes hacerlo de diferentes formas y agregarle muchísimos ingredientes, mejor si son verduras o vegetales.

Tanto la clara como la yema son opciones admitidas en la dieta keto. En la primera encontramos las proteínas y en la segunda están las grasas y nutrientes de calidad para el organismo.

9. QUESO

Todos los tipos de quesos son permitidos en la dieta keto. No obstante, las opciones frescas son las más aconsejables debido a que suman menos grasas saturadas.

Si tu bolsillo te lo permite, siempre escoge los productos ecológicos y desnatados procedentes de animales alimentados con pasto. Esto aplica tanto para los quesos como para las carnes.

Si vas a comprar queso rallado lee siempre la información nutricional, debido a que a veces contienen un estabilizante que añade carbohidratos, debes asegurarte de que el que escojas preferiblemente no lleve ni un gramo de carbohidratos.

10. YOGUR GRIEGO Y CREMA AGRIA

El yogur natural sin azúcar es el que menor cantidad de carbohidratos tiene. Otra opción por la que puedes optar es la del yogur griego libre de azúcar. Puede usarse de forma indistinta en la dieta cetogénica, ya que contienen cantidades similares de carbohidratos, el yogur griego tiene cinco gramos por ración y, por otro lado, la crema agria, siete gramos.

11. FRUTAS DEL BOSQUE

De seguro te vienen las ganas por algo dulce, pues las frambuesas son el postre perfecto para los que están en la dieta Keto, esta es la fruta con menos carbohidratos. Lo mejor es que también están listas para comer. De igual forma, puedes optar por arándanos y moras que son súper ricas y nutritivas.

12. FRUTOS SECOS

Los frutos secos son una buena fuente de alto contenido de grasas monoinsaturadas, este es un tipo de grasa saludable que ayuda a mejorar la salud cardiovascular. Aportan también valiosos antioxidantes y proteínas que producen un efecto de saciedad. Un puñado de frutos secos es una excelente opción de snack.

13. LECHE DE FRUTOS SECOS

La leche puede contener una gran cantidad de carbohidratos, así que la leche de frutos secos puede ser una buena alternativa para sustituir la leche proveniente de la vaca. La leche de frutos secos, como el coco, sin edulcorantes, es buena opción, dado que no contiene carbohidratos, pero sí más de cuatro gramos de grasa, lo que hace que sea un alimento ideal para la dieta keto.

14. CALDO DE HUESO

¿Otra opción? Tómate a sorbos tu dosis de proteínas de carne. Si te gustan las sopas puedes hacer una sopita de huesos de vaca, si es alimentada con pasto mucho mejor, pero no obligatorio. En los caldos se encuentran muchos aminoácidos los cuales son beneficiosos para el estómago.

15. ACEITE DE AGUACATE, OLIVA, AVELLANA Y COCO

Ya que esta dieta está basada en grasas, todos los aceites saludables deberían estar incluidos en tu lista de compra. No solo lo usarás para cocinar, sino que también puedes consumirlo añadiendo una o dos cucharaditas a tus platos listos para comer. De igual forma puedes consumir 1 cucharada de aceite de coco cuando tengas hambre y no quieras o no tengas algo rápido que comer.

Existen muchos aceites en el mercado, pero estos son las mejores opciones debido a sus grasas monoinsaturadas, su riqueza en antioxidantes y su contenido de polifenoles lo cual tiene efecto antiinflamatorio.

16. GHEE

A parte de los aceites mencionados anteriormente, el ghee (o mantequilla clarificada), es una de las más recomendada para la dieta porque es procedente de animales alimentados con pastos, en otras palabras, es pura grasa, no contiene carbohidratos ni proteínas. Si no tienes ghee, ni los aceites anteriores, puedes usar mantequilla.

17. ACEITUNAS

Un bocadillo sencillo, listo y fácil de llevar en la cartera. Puedes comerlas solas o añadirlas a tus ensaladas. Las aceitunas ofrecen una fuente saludable y monoinsaturada de grasas. Yo las considero mi salvavidas número 1.

18. PISTACHOS

Casi el 80% de las grasas que tienen los pistachos son saludables, mono y poliinsaturadas. Igualmente contienen proteínas vegetales y de fibra, lo que hará que te mantengas con energía durante más tiempo.

19. LEVADURA

La levadura nutricional contiene vitamina B12, un nutriente que no es muy fácil de obtener durante una dieta. Es una proteína sin ningún carbohidrato. Si en algún momento te hace falta el pan o las tortillas, este puede ser un buen aliado para que lo prepares tú mismo.

20. SEMILLAS DE CHÍA Y DE LINO

Estos productos son altos en fibra y prácticamente no aportan nada de carbohidratos. Puedes utilizar estas semillas para cubrir tus alimentos o puedes remojarlas en agua para obtener una consistencia gelatinosa la cual puedes usar como un sustituto de un desayuno de "avena".

SUSTITUTOS IDEALES (AZÚCARES Y HARINAS)

AZÚCAR

Si eres como yo, de seguro tienes una debilidad increíble por los dulces y los postres, a todas horas, en todo lugar y con lo que sea, siempre estás dispuesto a disfrutar de un dulcito. Justo ese era mi problema principal para decidirme a empezar la dieta cetogénica. Pensaba que no podría sobrevivir a una semana o peor aún, un mes sin dulces. Duré como dos semanas estancado. Soy de personalidad perfeccionista y cuando inicio un plan, no lo abandono ni me desvío, y el solo hecho de pensar que no podría lograrlo, no me dejaba ni siquiera hacer el intento. Solo pensaba que no iba a poder, y que para qué intentarlo si sabía que no podría alcanzar una meta sin dulces. Pero aquí viene una parte interesante, en la dieta cetogénica hay reemplazos para el azúcar. El uso de algunos edulcorantes es permitido en la dieta si escoges los adecuados.

A continuación, te hablaré un poco sobre los tres suplentes del azúcar más recomendados en este método alimenticio.

1. ESTEVIA

La estevia proviene de la planta estevia rebaudiana, de allí se extraen los glucósidos de esteviol que son los responsables de su sabor dulce.

Actualmente en los Estados Unidos está prohibido el uso comercial de las hojas naturales. Es por eso que ahora, mediante un proceso industrial de varias etapas los componentes dulces activos llamados glucósidos de esteviol se les sacan a estas plantas y se refinan para cumplir con los estatutos y parámetros reguladores europeos y estadounidenses.

¡Buena noticia! La estevia es un edulcorante que no contiene calorías ni carbohidratos, y por esto, no eleva el azúcar en la sangre ni tampoco los niveles de insulina.

Su sabor es muy dulce, muchísimo más que el del azúcar, unos 200 a 350 veces más dulce y con un poquito que se use es suficiente. Algo que lamentar es que a pesar de que es tan dulce, al final te puede saber un poco amargo. Algo que debes tener en cuenta es que no tendrás el mismo efecto al intercambiar el azúcar por stevia en todas las recetas.

Este edulcorante lo puedes encontrar en tres formas: líquido, en polvo o granulado. OJO, frecuentemente la estevia granulada también tiene dextrosa. Otros productos de estevia granulada, como Truvia, también contienen eritritol y otros rellenos (que no necesariamente están permitidos en la keto porque sí elevan el azúcar en la sangre).

2. ERITRITOL

El eritritol sabe como al 70 % del dulzor del azúcar y es un polialcohol hecho de harina de maíz o maíz fermentado, producido de forma natural en pequeñas porciones en frutas y hongos como uvas, melones y champiñones. Se digiere y se absorbe parcialmente solo por el tracto intestinal, es por esto que en algunas personas podría provocar malestar gastrointestinal.

Algunas de las ventajas que tiene el Eritritol es que, al igual que la Stevia no tiene ni calorías ni carbohidratos, por lo tanto, no aumenta los niveles de insulina ni el azúcar en sangre. El cuerpo no utiliza esta composición activa, sino que simplemente pasa a la orina. Viene en forma granulada, así que la puedes usar como azúcar en tus recetas, aunque no tiene el mismo efecto ya que deja una sensación fría en la lengua. A diferencia de otros edulcorantes y la misma azúcar pura, el eritritol puede prevenir las caries y la placa dental.

Entre las desventajas del Eritritol, aparte de la sensación en el paladar, es que puede provocar inflamación, diarrea y en algunas personas hasta gases, aunque no tanto como otros edulcorantes. Absorberlo y excretarlo por los riñones, podría traer consecuencias no favorables para la salud, aunque no se conoce ninguna.

3. FRUTO DEL MONJE

El fruto del monje tiene un dulzor intenso, es 250 veces más dulce que el azúcar. Es proveniente de una fruta verde y circular que durante siglos ha crecido en Asia, recientemente se ha considerado un sustituto del azúcar. Este fruto se pone a secar para utilizarse en tés de hierbas, sopas y caldos en la medicina asiática. Se le llama fruto del monje porque en el norte de Tailandia y el sur de China los monjes eran los responsables y tenían la tarea de cultivarla, por eso se le puso ese nombre popular.

El fruto en sí contiene fructosa y sacarosa, su sabor dulce proviene de sustancias no calóricos llamadas mogrósidos, que pueden sustituir el azúcar. En el 1995, fue cuando se patentó un método de extracción por solvente de los mogrósidos del fruto del monje.

Pese a que la FDA (Food and Drug Administration: Administración de Medicamentos y Alimentos o Administración de Alimentos y Medicamentos) de los

Estados Unidos no ha regulado el fruto del monje, sí ha comunicado de forma pública que acepta la denominación de GRAS (Generally recognized as safe: Generalmente reconocido como seguro) por parte de los fabricantes. En los Estados Unidos, más de 500 productos de fruto del monje se han lanzado al mercado en los últimos años. Por otro lado, en la Unión Europea aún no ha sido aceptado, pero está pendiente de aprobación.

Entre sus ventajas está, que al igual que los dos edulcorantes anteriores, no altera el azúcar en sangre o los niveles de insulina. Sabe mejor que la estevia, incluso hay personas que la mezclan para disimular el sabor que deja la estevia y no provoca consecuencias digestivas. También tiene sus desventajas, una de ellas es que no es un producto muy asequible pues es un poco costoso, y es por esta razón que algunos la mezclan con cualquiera de los dos edulcorantes anteriores.

Puede encontrarse en forma líquida, granulada, y ambas formas ligadas con eritritol y estevia.

4. XILITOL

El xilitol es otro tipo de alcohol de azúcar que se utiliza comúnmente en productos como el chicle, los caramelos, las mentas sin azúcar y enjuagues bucales. Tiene alrededor de la mitad de las calorías que el azúcar, pero el mismo sabor, sin embargo, contiene 3 calorías por gramo y 4 gramos de carbohidratos por cucharadita (4 gramos). Si vas a usarlo como opción, debes ingerirlo con moderación para no afectar significativamente el azúcar en la sangre.

Puedes utilizar el xilitol en té, café y batidos para lograr un sabor dulce pero bajo en carbohidratos. En cuando a las recetas, puedes usarlo moderadamente en tus alimentos horneados, pero puede que requieras añadir un poco de líquido en la receta, ya que tiende a absorber la humedad y aumentar la sequedad. Al igual que algunos de los edulcorantes ya mencionados, puede causar problemas digestivos cuando se usan altas dosis, por lo que te aconsejo usarlo sabiamente.

El Xilitol tiene beneficios para la salud dental y puede ayudar a prevenir la osteoporosis.

Al igual que el eritritol, el xilitol es un polialcohol derivado de las plantas. Se produce comercialmente a partir de las partes leñosas y más fibrosas de las mazorcas de maíz y de los abedules a través de un proceso de extracción química de varias etapas que tiene como resultado un cristal granular que sabe a azúcar pero que no es azúcar.

Un dato muy importante es que, si tienes animales en casa, sobre todo perros, debes ser sumamente cuidadoso ya que el xilitol es muy tóxico para ellos, incluso un pequeño mordisco de un producto hecho con xilitol puede ser fatal para los perros.

HARINAS PERMITIDAS EN LA DIETA CETOGÉNICA

Estás en la dieta cetogénica para mejorar tu salud y al mismo tiempo quemar grasa y bajar de peso, es por esto, que para que no sea tan difícil llevar este plan alimenticio, voy a darte unas opciones con las que puedes sustituir la harina de trigo y la de maíz, ya que ningunas de las dos son permitidas en este régimen.

Para muchos, llevar esta y cualquier otra dieta es sinónimo de dejar de comer o comer de manera aburrida y con poco sabor, sin embargo, si haces la dieta cetogénica incluyendo ciertos alimentos, podría resultar ser deliciosa, diferente y sumamente satisfactoria. Créeme cuando te digo que después del primer mes tendrás menos apetito, menos ansiedad y te sentirás saciado más rápido.

Para salvarnos de privarnos de tantos alimentos que nos gustan, aunque no necesariamente sean muy alimenticios, como el pan, la pizza, el cheesecake y muchísimas recetas más, existen algunas harinas alternativas que son bajas en carbohidratos que podemos utilizar para realizar nuestros propios productos y nuestras propias recetas aptas para la dieta que no te sacarán de cetosis.

No te preocupes, los últimos capítulos lo dedicaremos a un menú diario que puedes llevar a cabo para empezar la dieta y un recetario con algunas ideas de comidas que son fáciles de preparar y sobre todo riquísimas, que no vas a tener deseo de abandonar tu plan alimenticio.

Continuando con las harinas bajas en carbohidratos, las cuales contienen más fibras y por lo tanto absorben más agua, es decir, no se comportan igual que la harina tradicional, por lo que no puedes simplemente buscar una receta y sustituir la harina de trigo por una baja en carbohidratos pues el resultado de lo que cocinarás será diferente.

Por su bajo contenido en carbohidratos, las mejores harinas que puedes consumir en la dieta cetogénica son: la harina de almendra, la harina de coco y la harina de linaza o semillas de lino. Es importante mencionar que todas estas harinas puedes hacerlas tú mismo en casa o puedes conseguirla en la mayoría de los supermercados y/o en Amazon.

Para presentar una documentación con base y confiabilidad, todos estos datos de valores nutricionales de cada harina que voy a mencionar en adelante, los he consultado en USDA (United States Department of Agriculture) en español el Departamento del Ministerio de Agricultura de Estados Unidos, el cual es responsable de proveer a todo el país la información nutricional oficial.

Para que tengas una idea de las proporciones, todo será en base a 100 gramos.

Por ejemplo, 100 gramos de harina de trigo contienen: 333 calorías, 88 grs de carbohidratos totales, 3.5 grs. de fibra, 71.5 grs. de carbohidratos netos y 10 grs. de proteína.

Luego de saber estas cosas, veamos una lista de harinas permitidas en la dieta cetogénica:

HARINA DE ALMENDRA

La harina de almendra es alta en grasas, moderada en proteína y baja en carbohidratos, la combinación ideal para la dieta keto y por esto es considerada la número uno. No contiene gluten y su índice glucémico es muy bajo: 1 (harina de trigo 71). Preferiblemente, es elaborada con almendras sin piel, finamente molidas.

100 gramos contienen 571 calorías, 50 gms. de grasa, 21.43 grs. de carbohidratos totales, 10.7 grs. de fibra, 9 grs. de carbohidratos netos y 21.43 grs. de proteínas.

Aporta un sin número de minerales, antioxidantes y vitaminas entre ellos sodio, potasio, magnesio, calcio, fósforo, selenio, vitaminas E, ácido fólico (B9), riboflavina (B2), niacina (B3), etc. Por su alto contenido en fibra, ayuda a mantenernos sanos y a mejorar el tránsito intestinal. Y por su alto contenido en ácido fólico también es recomendada para las embarazadas y para las personas que sufren de anemia.

Para hacer la harina de almendra en tu casa, solo necesitarás agua y almendra. Estos son los pasos:

1. Junta las almendras con cáscaras o sin cáscaras, como prefieras, en una procesadora de alimentos o en un moledor de café, si no tienes, puedes usar una licuadora, pero no es lo ideal porque no te quedará tan fina. Y cuidado, no puedes pasarte del tiempo del licuado porque puedes conseguir una mantequilla de almendras.
2. Activa el procesador y tritura las almendras durante unos segundos hasta que consigas una textura media y suave. Trata de que no quede ni muy gruesa ni muy fina.
3. ¡Listo! Puedes almacenarla en un frasco de vidrio, bien cerrado, dentro o fuera de la nevera hasta por dos semanas.

HARINA DE COCO

El coco es una fruta tropical excelente para consumir en la dieta cetogénica por su alto contenido de grasa vegetal que te aportará mucha saciedad. Para ser una fruta tiene un aporte muy alto en proteínas, es bajo en azúcar, tiene mucha fibra, lo cual ayudará el proceso intestinal. Es considerado un excelente antiinflamatorio y antioxidante natural que refuerza el sistema inmunitario y frena la oxidación celular. También ayuda a bajar el colesterol.

La harina de coco es una excelente sustituta de la harina de trigo. Tiene un ligero sabor a coco el cual puede desaparecer al combinarse con otros ingredientes.

100 gramos de harina de coco contienen 429 calorías, 14.29 gms. de grasa, 60 grs. de carbohidratos totales, 37.1 grs. de fibra, 23 grs. de carbohidratos netos y 14.29 grs. de proteínas.

Existen múltiples razones por las que es mejor cocinar con esta harina, entre las cuales está su alto nivel en fibra soluble, es libre de gluten, tiene un buen contenido de proteína y grasas saludables que ayudan a equilibrar los niveles de glucosa en la sangre y lo que es ideal para disminuir el apetito pues te sentirás saciado por más tiempo.

Para hacerla en casa solo tienes que sacar la pulpa del coco que se obtiene luego de extraer su leche, ponerla a desecar a baja temperatura y se transformará en una harina suave con propiedades nutricionales y culinarias muy interesantes.

HARINA DE LINAZA

La linaza o semillas de lino, es considerada un superalimento. Es sumamente rica en fibra, para que tengas una idea, el 30% de la semilla de linaza es pura fibra dietética. Contiene ácidos grasos como Omega 3, Omega 6 y Omega 9, antioxidantes y vitamina B y E. Además, es una excelente fuente de minerales como el hierro, el potasio, el magnesio y el fósforo.

100 gramos contienen 500 calorías, 33.33 grs. de grasa, 33.33 grs. de carbohidratos totales, 26.7 grs. de fibra, 7 grs. de carbohidratos netos y 20 grs. de proteínas.

Usar linaza diariamente es recomendado ya que actúa como suplemento para ayudar a la pérdida de peso, favorece el tránsito intestinal, regula la tensión arterial, reduce el estrés, es antioxidante, previene de enfermedades cancerígenas, mantiene el equilibrio del colesterol, por lo tal es beneficiosa sobre todo para personas con enfermedades cardíacas. También tiene aportes para las embarazadas pues favorece el desarrollo del sistema nervioso del feto.

En los últimos años se ha incrementado su consumo debido a sus importantes propiedades nutricionales y los múltiples beneficios que aporta a la salud.

Comúnmente, la linaza se consume (principalmente molida) en infusiones, ensaladas, zumos naturales, panes o galletas. De esta semilla puedes obtener aceite de linaza y harina de linaza que son productos muy valorados en muchas dietas y planes alimenticios.

Para que las semillas te duren más tiempo y puedan conservarse es recomendable que las guardes en un lugar fresco y seco y si la tienes en polvo, puedes almacenarla en la nevera (si es que la vas a usar pronto) o en el congelador (si tienes mucha cantidad y no la vas a usar de inmediato).

HARINA DE SÉSAMO

La semilla de sésamo es un alimento que aporta muchos beneficios a nuestro cuerpo, ya que posee una gran cantidad de vitaminas, minerales (hierro, zinc y magnesio) y sobre todo proteínas vegetales. En cuanto a grasas, su porcentaje es bastante bajo y naturalmente no tiene gluten.

100 gramos contienen 565 calorías, 48 gms. de grasa, 27.54 grs. de carbohidratos totales, 14 grs. de fibra, 11 grs. de carbohidratos netos y 16.96 grs. de proteínas.

La harina de sésamo es parte de muchas recetas populares en la medicina tradicional y su composición de aminoácidos es ideal para nuestro cuerpo. Su aspecto es blanco y fino, contiene hasta un 15% de fibra y un 46% de proteína. Es recomendada para usarla en ensaladas. Por su sabor ligeramente dulce es ideal para elaborar alimentos de reposterías, panes, pizzas, entre otras recetas.

Por el momento, estas son las harinas más conocidas y permitidas en la dieta keto que puedes usar como sustitutas de la harina de trigo y la de maíz. Existen otras que podrían hacer la función, pero por su cantidad de carbohidratos, no son las más recomendadas.

Usa estas harinas para desarrollar tu creatividad y crear platos que contengan pocos hidratos de carbono y así no te haga tanta falta el pan y la pizza cuando estés en la dieta. Sé que esto es una de las cosas más difíciles de dejar a un lado al momento de entrar en este plan alimenticio.

Además de las que te voy a ofrecer más adelante, en el internet existen millones de recetas para hacer esos platos que se te antojan sobre todo cuando sabes que están prohibidos: panes, pizzas, cheesecake, brownies, empanadas, pancakes y muchísimas cosas más que puedes hacer desde la comodidad de tu hogar y de manera saludable. Si hay algo que te gustaría comer durante la dieta y crees que no hay forma de consumirlo, te motivo a que investigues, a que busques, de seguro en internet podrás encontrar una receta para eso, de lo contrario, ¡ponte creativo y haz tus propios inventos!

CAPÍTULO VII.
¿QUÉ ESTÁ PROHIBIDO EN LA DIETA CETOGÉNICA?

Para entrar en cetosis o formar cuerpos cetónicos que es lo que se busca con la dieta keto, es necesario reducir al máximo el consumo de carbohidratos que es la principal fuente de energía de nuestro cuerpo y el nutriente que más calorías aporta en una alimentación. Es por esto que en la keto no se puede ingerir en cantidades superiores al 5% de las calorías del día. Lo más recomendable es que se consuman 30g o menos de carbohidratos diarios. Dentro de esta categoría están incluidos todos los productos de panadería industriales, así como algunas frutas por su alto contenido en azúcar.

Para alcanzar la cetosis, el azúcar, la miel y las frutas con alto contenido de carbohidratos no deben estar presentes en la dieta cetogénica. Ahora te detallaremos un poco mejor todo aquello que no deberías ingerir.

- AZÚCARES Y TODO LO QUE LA CONTENGAN

Todo lo que contenga azúcar debe evitarse y eliminarse, incluso aquellos alimentos saludables y naturales, en esto están incluidas las mayorías de las frutas. Excepto las bayas que son permitidas y recomendadas durante este régimen alimenticio.

Azúcar, endulzante, bebidas azucaradas, zumos de frutas, helados, etc., a menos que lo hagas tú mismo, son alimentos completamente prohibidos en una dieta keto, y además, la mayoría no es saludable.

- ## CEREALES Y DERIVADOS (INCLUSO INTEGRALES)

Los granos son una de las grandes fuentes de hidratos de carbonos de nuestra dieta y son los que se recomiendan como fuente de energía junto a las legumbres. Sin embargo, en la dieta keto no se permiten ni en mínimas cantidades, incluso deberemos evitar los cereales integrales.

Así, nada de arroz, avena, panes, harinas integrales o refinadas, cebada, centeno ni tampoco pseudocereales como la quinoa son admitidos en la dieta keto por su alto contenido de carbohidratos. Sin embargo, puedes sustituir el arroz por "arroz de coliflor" y usar esta misma verdura para hacer tus recetas sustitutas.

- ## LEGUMBRES

Si bien poseen muchas proteínas vegetales y fibra, las legumbres también son una gran fuente de hidratos de carbono. Por lo tanto, exceptuando el cacahuete, que posee muy poca cantidad de carbohidratos y más bien aporta proteínas y grasas, el resto de las legumbres no son admitidas en la dieta keto.

Por supuesto, derivados de las legumbres como harina de soja, soja texturizada o harinas de garbanzos, o "quesos" veganos a base de legumbres tampoco son aceptados en la dieta keto debido a su riqueza en hidratos de carbono.

• FRUTAS FRESCAS Y DESHIDRATADAS

Las frutas, en general, son una buena fuente de carbohidratos, sobre todo, de azúcares naturales además de otros componentes que ciertamente son buenos para la salud, pero no son favorables si estás llevando una dieta cetogénica.

En ocasiones podemos emplear un mínimo de tomate fresco que es una fruta reducida en hidratos o bien, un poco de una fruta rica en agua como puede ser el limón o la lima. Pero en general no se permiten en la dieta keto exceptuando frutas oleosas muy reducidas en carbohidratos tales como aceitunas, alcaparras o aguacate. Claro que, frutas deshidratadas que concentran aún más sus hidratos de carbonos o azúcares no se permiten en absoluto en la dieta keto.

• HORTALIZAS (SOBRE TODO AMILÁCEAS)

Las hortalizas, como las frutas, son fuente de hidratos de carbono de excelente calidad. Sin embargo, la mayor parte de ellas superan el 5% de carbohidratos y por ello, no se admiten en la dieta.

Se puede permitir, eventualmente, la ingesta de una mínima cantidad de calabacín, lechuga o berenjenas que son vegetales ricos en agua y reducidos en hidratos de carbono, y de esta forma mantenerse en cetosis. Sin embargo, en general debe evitarse su presencia en la dieta habitual.

• BEBIDAS ALCOHÓLICAS

Debido a que las bebidas alcohólicas aportan etanol que se utiliza de forma prioritaria como fuente de energía, su ingesta obstaculiza la cetosis o lo que es igual a la quema de grasas que es el fin último de la dieta keto. Por ello, ninguna bebida con alcohol en su contenido es admitida en una dieta cetogénica.

• LECHES, BEBIDAS VEGETALES O YOGURES AZUCARADOS

Aunque no lo creamos, las leches y yogures, incluso los vegetales, pueden limitarse mucho o prohibirse por completo en la dieta keto. Sobre todo, no se admiten las alternativas azucaradas o de sabores que son los que mayor proporción de hidratos poseen.

Como mencionamos anteriormente, la leche y el yogur sin azúcar y natural pueden incluirse en pequeñas proporciones debido a que también son fuente de azúcares naturales como sucede con las frutas. Por eso, el lácteo que predomina siempre en las dietas keto es el queso en todas sus variantes.

CAPÍTULO VIII.

CONSEJOS PARA TENER ÉXITO CON LA DIETA KETO

¿Estás por empezar la dieta? Anota y lee bien los siguientes consejitos que voy a compartirte. Si ya estás en la dieta, pues también te serán de mucha utilidad si lo llevas a cabo.

- ## CONSUME ACEITE DE COCO

El aceite de coco tiene muchos tipos de ácidos grasos llamados triglicéridos de cadena media, que son buenos. El cuerpo los absorbe rápidamente y luego los envía al hígado. Aquí, se convierten rápidamente en cetonas o se usan inmediatamente para obtener energía. El proceso es tan eficiente que comer solo una cucharada de aceite de coco puede ayudar a controlar el hambre. Ojo, no es que vas a comer y también a ingerir el aceite, es que si no tienes mucha hambre puedes beberte una cucharada y dejar la comida para más tarde. También, si te sientes con falta de energía esto podría ayudarte.

- ## ¡TOMA TUS NIVELES DE CETONAS! (OPCIONAL)

Es importante y alentador saber cómo tu cuerpo está respondiendo ante la dieta. Monitorear el progreso de tu cetosis es fácil usando "barras de keto" o medidores de glucosa /cetonas que se pueden encontrar en las farmacias locales.

Los palos keto no siempre son precisos. Sus resultados pueden indicar que tu recuento de cetonas es más bajo de lo que realmente es. Todo depende de cuánto tiempo hayas estado en la dieta. En cuanto más tiempo tu cuerpo ha estado en cetosis, será más posible de utilizar las cetonas para energía y no desecharlas a través de la orina, que es como se verifica con el palo.

Lo mejor es tratar de medir los niveles de cetonas con un monitor de glucosa que también puede medir las cetonas. Estos sí dan un resultado más preciso.

- TEN EN CASA UNA BÁSCULA DE COMIDA

Tener una báscula te servirá para cruzar la línea entre la quema de glucosa o cetonas. Por ejemplo, si consumes tan solo una cucharada extra de crema de almendras puede aumentar a tu comida 3 gramos de carbohidratos adicionales y podrías salirte de la cantidad de gramos de carbohidratos por día (lo más recomendable en la dieta cetogénica es 20gm por día). Esto es importante porque algunos carbohidratos adicionales, por más que sean de baja cantidad, pueden afectar la cantidad de cetosis en su cuerpo.

- ¡NO SALGAS DE CASA SIN ALIMENTOS PERMITIDOS!

Siempre que vayas al supermercado compra bocadillos que sean keto-amigables y que puedas coger rápidamente cuando tengas que salir de la casa. De esta manera cuando no tienes mucho tiempo, es fácil y rápido agarrar algo para llevar y te asegurarás de que cuando te ataque el hambre, tendrás algo a mano.

Estas son algunas ideas de bocadillos keto:
Huevos duros
Carne seca
Chicharroncitos
Guacamole
Queso
Tocineta precocida
Aceitunas
Chocolate negro
Almendras
Maní
Berries

- ## OBTÉN LA GRASA DE ALIMENTOS NO PROCESADOS

Para que mantengas una salud óptima, escoge alimentos saludables e integrales que sean ricos en grasas. Por ejemplo, el aceite de oliva o de coco, los aguacates, los frutos secos, el pescado graso y los productos de pasto (mantequilla, huevos y carne provenientes de animales criados a pasto).

Evita los alimentos procesados: productos cárnicos como la tocineta y el salami, carne de baja calidad proveniente de animales criados en granjas industriales, quesos procesados, pescados de piscifactorías, productos con un alto contenido de aditivos sintéticos y aceites vegetales refinados (colza, girasol, cártamo, etc. Todos estos productos son ricos en grasas, pero no son grasas buenas, por lo que pueden provocar efectos adversos en la salud.

- ### ¡SIEMPRE COME VERDURAS!

La verdura sin almidón también es la clave del éxito, ya que provee al cuerpo de vitaminas, minerales, fibra y antioxidantes importantes. En todas tus comidas trata de siempre incluir uno o dos tazas de verduras. No olvides reducir, o más bien, evitar a toda costa la verdura con almidón como la papa, la remolacha o la calabaza, porque dificulta el proceso de la cetosis.

- ### NO TE PASES DE PROTEÍNAS

Uno de los factores que diferencia esta dieta de las demás dietas bajas en carbohidratos es que incorpora menos proteína y más grasa. La cantidad de proteína debe ser moderada (alrededor del 15% del aporte calórico diario). A su vez, la ingesta de carbohidratos tiene que reducirse al 5-10% del aporte calórico (lo que equivale a unos 20-35 gramos al día). En caso de ingerir un exceso de proteína, puede que esta se convierta en glucosa, lo cual resulta contraproducente en el proceso y puede impedir que entres en estado de cetosis.

- ### PRUEBA EL AYUNO INTERMITENTE

Si tienes un largo tiempo en la dieta o si eres nuevo y te estancas en bajar de peso, el ayuno intermitente puede ser tu solución y tu mejor aliado. Esta estrategia alimenticia tiene un efecto positivo en las hormonas, la regulación de azúcar en la sangre, los niveles de inflamación y la desintoxicación, así que es una buena estrategia para potenciar los resultados de la dieta keto. Llevar la dieta y hacer el ayuno se complementan perfectamente ya que las cetonas reducen el apetito y no te resultará tan difícil llevar por un tiempo el ayuno intermitente. Más adelante hablaremos con más detalles sobre esto.

- ## CONSUME SUFICIENTES ELECTROLITOS Y MANTENTE HIDRATADO

Ya lo vimos anteriormente, algo muy importante que debes tener en cuenta es que mientras estés en la dieta cetogénica debes mantenerte suficientemente hidratado. Además de consumir líquidos, preferiblemente agua o té, incluye infusiones de hierbas, zumos naturales, café orgánico y caldo de huesos. De igual forma es necesario que ingieras un poco más de sal (preferiblemente la sal del Himalaya o mejor conocida como sal rosada), para asegurar una ingesta adecuada de potasio, magnesio y otros electrolitos. Estas cosas te pueden ayudar con la digestión y con las funciones musculares y celulares, así como con el sueño, la energía y el estado de ánimo.

- ## NO TOMES TUS SUPLEMENTOS EN AYUNAS.

Si has decidido ingerir suplementos de vitaminas, minerales y omega 3 es indispensable para asegurar que tu cuerpo funcione adecuadamente que lo hagas durante las comidas y nunca en ayuna, así evitarás irritar tu estómago.

• HAZ EJERCICIOS

Siempre, en dieta o no, es recomendable hacer ejercicios. Cuando estás empezando la dieta keto, lo ideal es que esperes a la 3ra. semana para empezar, de modo que le des tiempo a tu cuerpo a adaptarse a esta nueva forma de alimentación. Luego de que te adaptas, puedes empezar lentamente, nada que te sofoque ni acelere mucho tu ritmo cardíaco. Más adelante puedes ir aumentando los niveles gradualmente. No le provoques estrés a tu cuerpo con ejercicios que no quiere, a medida que puedas ir agregando intensidad, puedes ir haciéndolo, como tu fuente de energía es la grasa, junto con los ejercicios podrás avanzar más rápidamente para llegar a tu meta. Puedes hacer ejercicios de poco impacto, como caminatas, pesas ligeras, etc. e ir graduando mientras te vas acostumbrando. Esto te ayudará a perder grasa de forma más rápida y efectiva. Mientras estás en cetosis es recomendable hacer ejercicios como pilates, yoga, caminatas, mancuernas, ligas de resistencia, elíptica o trotar al menos 30 minutos al día.

• NO TE COMPARES

Nunca te compares con nadie, ni con nada, ni en lo físico, ni en lo emocional, ni siquiera en la forma de preparar los alimentos. Cada cuerpo es diferente, y varía muchísimo el éxito de esta dieta de persona a persona. Cada uno necesita cantidades distintas de alimentos. Depende mucho el sexo de la persona y la actividad física que cada persona haga. No es lo mismo la persona que tiene un trabajo donde tiene que caminar mucho, subir escaleras, a una persona que pasa 6 horas sentada en una oficina sin poder moverse. No te compares para que no te desanimes.

• CONSUME CAFÉ Y TÉ

Puedes consumir todo el café y el té que deseas, si vas a endulzarlo, recuerda usar los edulcorantes permitidos.

• SOLO COME CUANDO TENGAS HAMBRE

Si no tienes hambre, no comas, pero es importante que te sientas satisfecho y que puedas continuar con tus labores del día. Si para ti 2 comidas o 1 al día es suficiente, pues hazlo de esa manera, pero no descuides ingerir los nutrientes necesarios y suficientes.

• ESCUCHA TU CUERPO

Considera que tu cuerpo está en proceso de adaptación, cuídalo, respétalo y ámalo. No te sofoques. Organízate para que tengas éxito y no te desesperes. No trates de buscar la receta más complicada, ni te estreses por cocinar diferentes carnes en un solo día. Simplifica tu menú, sin olvidar agregar cada día los nutrientes que necesitas ingerir diariamente, los cuales puedes encontrar en las verduras.

• NO DESISTAS

Simplemente, no te rindas. "No hay absolutamente ninguna otra forma de triunfar en la vida si no es por el constante esfuerzo".

- ## CONCÉNTRATE EN TU PROGRESO

Concéntrate en ti mismo. No mires el éxito o el fracaso de otra persona. Tú eres el importante aquí, tú tienes tus metas y objetivos, trabajo por ellos.

- ## INFÓRMATE MUY BIEN

¿Qué es? ¿De qué se trata? Consulta un médico. Busca información en internet. No te quedes con dudas.

- ## NO ESCUCHES CRÍTICAS DE NADIE

Si ya te decidiste a hacer la dieta, no te dejes desmotivar por nadie, ni te dejes desconcentrar. Hay personas que llevan la dieta de forma muy extrema, o muy variables, que la llevan un día sí y un día no, otros que solo consumen alimentos completamente orgánicos. Otros que te dirán que esta dieta no sirve, que hace daño, de seguro escucharás muchos malos comentarios, como también buenos. Sea lo que sea, no te dejes desalentar. Dice Walter Bagehot: "El mejor placer en la vida es hacer las cosas que la gente dice que no podemos hacer".

- ## NO COMPRES TODO LO QUE VEAS

Tan pronto empieces la dieta y te pones a leer, verás muchísimas cosas que querrás comprar. No es un problema que lo compres, pero no enloquezcas por comprar una air fryer, un medidor de cetona, suplementos, proteínas, pastillas, esas cosas son complementarias, útiles, pero no es obligatorio tenerlas. Usa lo que tienes en tu nevera.

- ## ADAPTA LA DIETA A TU ESTILO DE VIDA

Para que esto sea un estilo de vida, y permanezca por todo el tiempo, y no sea algo difícil, ni sea algo que te canse, ni mucho menos, debes adaptarla a tu vida, a tu alimentación, a tu forma de vivir. Adapta los horarios de comer a tus necesidades.

- ## ¡NO TE DEJES ENGAÑAR! APRENDE A LEER LAS ETIQUETAS Y NO COMPRES PRODUCTOS "LIGHT"

He dejado este punto para el final porque es uno de los puntos más importantes y clave en una dieta cetogénica y voy a abundar un poquito sobre este tema. Los alimentos que vienen enlatados o enfundados y poseen etiquetas, la mayoría tienen muchos aditivitos. ¿Qué quiere decir esto? Que no son alimentos puros. En el contenido de las etiquetas puedes encontrarte con: Tamaño de la porción, valor energético, grasas, colesterol, carbohidratos, azúcares, fibra, sodio, y una de las cosas más importante y lo que NUNCA debes dejar de leer es donde dice INGREDIENTES.

En la dieta keto debes enfocarte principalmente en la cantidad de azúcar (preferiblemente 0), en los carbohidratos (mientras menos de 7g mejor, más de ahí estarías consumiendo muchos gramos en un solo alimento) y el detalle de los ingredientes que contiene. Mientras menos ingredientes agregados tiene pues mucho mejor es el alimento.

¿POR QUÉ ES TAN IMPORTANTE SABER LEER LOS INGREDIENTES?

La mayoría de los productos que dicen: "Sin azúcar", "bajo en azúcar" o "bajo en carbohidratos", están llenos de ingredientes "suplentes" que realmente tienen casi el mismo efecto en nuestro cuerpo o aún peor. Un ejemplo es el maltitol, que es un edulcorante que sí afecta tus niveles de azúcar, al igual que la sucralosa, maltodextrina, aspartamo, sacarina, etc.

Te voy a dar un ejemplo: la mantequilla de maní. Aunque el maní es una legumbre y sí es inflamatorio, en la dieta keto lo podemos usar con moderación. ¿Qué es lo que vamos a buscar? Revisando los ingredientes de un pote de mantequilla de maní podrás encontrar que dice: maní tostado, azúcar, sal, aceite hidrogenado de soya y emulsificante. ¿Qué es lo que debes buscar en una mantequilla de maní? Simplemente que diga: maní tostado y listo, no más. Como dijimos anteriormente, mientras menos ingredientes tenga mucho mejor, pues más natural es el producto.

Por otro lado, debes aprender la fórmula para calcular los carbohidratos netos, la cual es bastante sencilla. Solo tienes que restar la fibra dietética y el contenido de alcohol de azúcar del total de carbohidratos. Esto dará como resultado un número básico que puedes utilizar para controlar tu consumo de carbohidratos mientras te encuentres en la dieta cetogénica. Entonces, la fórmula para calcular los carbohidratos netos es la siguiente: Carbohidratos netos = total de carbohidratos - fibra dietética - alcohol de azúcar.

En la etiqueta de "información nutricional" podrás ver esos números, los carbohidratos netos, el contenido de fibra y, si los contiene, el contenido de alcohol de azúcares. Así de sencillo es ir haciendo la resta, los números están ahí.

Si el producto o alimento que vas a consumir no tiene etiqueta, hay contadores de carbohidratos en línea, donde buscas "contador de carbohidratos" y podrás escribir, por ejemplo: "guineo" ... y te arrojará su contenido de carbohidratos netos. Con un contador de carbohidratos y teniendo registro de lo que consumes por día, lograrás excelentes resultados. Los números son exactos y los resultados también. ¡Disfruta tu alimentación conscientemente! Y...

- ¡PREPÁRATE PARA LO MEJOR!

No olvides que esta dieta está completamente comprobada y que da resultados muy efectivos, tanto para quemar grasa y bajar de peso como para el bienestar de tu salud.

CAPÍTULO IX.
MENÚ DE 31 DÍAS

Luego de haberte brindado toda esta información acerca de la dieta cetogénica, voy a proporcionarte un plan alimenticio que si lo pones en práctica lograrás grandes cambios en tu cuerpo y a los 31 días (un mes) te verás diferente. Te encantará, estoy seguro de ello, de verdad que a mí me fascina este estilo de vida y me va súper bien. Te recuerdo que soy un consumidor de la dieta que he leído bastante y me he entrenado, pero no soy médico ni nada por el estilo, por lo que te recomiendo que consultes a un nutriólogo o a un médico en el área, para que te confirme y te apruebe que puedes hacerla o indicarte cuál es la mejor dieta para tu cuerpo.

Al empezar la dieta tu cuerpo comenzará a trabajar con la grasa, por lo que la pérdida de peso se verá reflejada, los niveles de insulina se reducirán y la quema de grasa ascenderá. Al principio puede que sientas fatiga y cansancio, pero pronto tus niveles de energía se establecerán adecuadamente y la saciedad de hambre se hará presente, por lo que bajar de peso podrá notarse en un periodo de 21 días. En este momento te invito a mentalízate para disfrutar de los cambios y... ¡manos a la obra!

IMPORTANTE: Antes de empezar toma en cuenta lo siguiente:

Esfuérzate en llevar este plan alimenticio al pie de la letra, pero si no tienes hambre, puedes saltarte una comida o merienda, solo come si tienes deseo, ya que mientras vayas avanzando, el hambre irá disminuyendo. Si, por el contrario, sientes necesidad de comer más o te entra la ansiedad, puedes ingerir algo adicional, pero solo si es de las cosas que son permitidas, puedes aumentar las cantidades sobre todo de grasa, pero por nada del mundo ingieras alimentos no permitidos. Nada de azúcar, miel, agave y muchos menos productos "light".

Por otro lado, ver los resultados siempre es alentador, por lo que te exhorto a tomarte una foto con una ropa, en un lugar específico, a una hora específica y anota la fecha. Al terminar el plan de los 31 días, hazte otra foto con las mismas especificaciones de la anterior y verás los resultados. Si no se ven muy reflejados en la balanza, no te desanimes, a veces no se baja rápido de peso, pero sí de medidas.

Por último: ¡No te desenfoques! Si caes una vez, no importa, sigue con la siguiente comida o vuelve al siguiente día. ¡No es válido rendirse!

¡EMPECEMOS!

DÍA 1

Desayuno: 2 huevos revueltos en una cucharadita de ghee o mantequilla, con tocineta y espinaca.

Merienda: 1 taza de café

Almuerzo: Chuletas de lomo de cerdo con 1taza de brócoli o coliflor.

Merienda: 5 aceitunas

Cena: Hamburguesa sin pan (carne, queso, mayonesa, lechuga, tomate, cebolla, kétchup sin azúcar).

DÍA 2

Desayuno: 2 rollos de jamón y queso con ½ aguacate.

Merienda: 1 taza de té.

Almuerzo: Salmón con ½ taza de cepa de apio hervida y espinaca.

Merienda: 5 almendras.

Cena: Wraps de lechuga con ensalada de tuna (tuna, mayonesa y cebolla).

DÍA 3

Desayuno: Omelette de 3 huevo con queso y espinaca.

Merienda: 5 aceitunas

Almuerzo: Ensalada césar con pollo.

Merienda: 5 fresas

Cena: Zuccini con queso crema y tocineta.

DÍA 4

Desayuno: Batido de berries con leche de almendra.

Merienda: cuadritos de queso

Almuerzo: Tacos sin tortilla (a menos que sean low carb)

Merienda: Un puñado de pencas.

Cena: Crema de brócoli con queso.

DÍA 5

Desayuno: 2 huevos fritos con tocineta y 1 taza de espinaca.

Merienda: 5 aceitunas

Almuerzo: Pimiento relleno de carne molida de cerdo con aguacate.

Merienda: 1 taza de café/té

Cena: Pizza keto

DÍA 6

Desayuno: Pancake keto

Merienda: 2 rollitos de genoa con queso

Almuerzo: Lasagna de berenjena con 1 taza de kale

Merienda: un puñado de nueces.

Cena: Ensalada Capresa

DÍA 7

Desayuno: Chía puddin

Merienda: 3 bastoncitos de zanahoria con cream cheese y puerro

Almuerzo: Pechuga de pollo rellena de espinaca y cream cheese y ensalada de hojas.

Merienda: Una fundita de chicharrones de cerdo

Cena: Pescado frito con brócoli.

DÍA 8

Desayuno: 4 lonjas de salami con aguacate y queso mozarela.

Merienda: Pepino con mantequilla de maní

Almuerzo: Cobb salad

Merienda: Chips de queso

Cena: Salmón con espárragos.

DÍA 9
Desayuno: Sandwich keto
Merienda: ½ taza de moras
Almuerzo: Risotto de hongos con flap meat
Merienda: 1 taza de café
Cena: Pollo frito y 1 taza de cepa de apio.

DÍA 10
Desayuno: Canastica de jamón rellena de huevo, queso
y espinaca.
Merienda: 2 cucharadas de mantequilla de maní
Almuerzo: Mulo ancho de pollo con brócoli, coliflor en
salsa de crema agria.
Merienda: ½ taza de maní
Cena: Ensalada de atún con espinacas, repollo,
aguacate y aceitunas.

DÍA 11
Desayuno: Aguacate, cream cheese, puerro y tocineta.
Merienda: Puñado de pecans
Almuerzo: Filete de cerdo con ensalada de hojas.
Merienda: Una fundita de chicharrones de cerdo
Cena: Camarones a la crema con vegetales hervidos.

DÍA 12
Desayuno: 2 huevos fritos y salami genoa con espinaca.
Merienda: ½ taza de frambuesas
Almuerzo: Pechuga de pollo a la parrilla con cebolla,
seis tomates cherry y tres tazas de verduras mixtas
Merienda: 1 taza de café
Cena: Hamburguesa sin pan (carne, queso, mayonesa,
lechuga, tomate, cebolla, kétchup sin azúcar).

DÍA 13

Desayuno: Pancake keto

Merienda: 1 taza de té.

Almuerzo: Carne molida de res con arroz de coliflor.

Merienda: Un puñado de nueces de macadamia

Cena: Croquetas de pollo con salsa summer sauce.

DÍA 14

Desayuno: Salami genoa con queso y espárragos.

Merienda: Pepino con mantequilla de maní

Almuerzo: Muslo de pollo con salsa de crema, puré de coliflor.

Merienda: Yogurt griego con berries

Cena: Ensalada capresa con pesto

DÍA 15

Desayuno: Omelette con bacon, espinaca y tomate.

Merienda: 1 taza de té.

Almuerzo: Lasagna de berenjena

Merienda: ½ taza de moras

Cena: Churrasco con ensalada césar.

DÍA 16

Desayuno: Sandwich keto

Merienda: 1 taza de café

Almuerzo: Pechuga de pollo rellena de espinaca y cream cheese y ensalada de hojas.

Merienda: Aceitunas

Cena: Pescado con salsa de tomate sin azúcar y guacamole con una taza de espárragos.

DÍA 17

Desayuno: Batido de berries con leche de almendra.

Merienda: Una fundita de chicharrones de cerdo.

Almuerzo: Lomo de cerdo con vegetales a la parrilla.

Merienda: 5 pecans.

Cena: Pasta de zuccini con pollo en salsa de tomate.

DÍA 18

Desayuno: Queso frito con espárragos

Merienda: Batida de fresa con leche de almendra

Almuerzo: Tacos

Merienda: Chips de queso

Cena: Chuleta de cerdo con aguacate y hongos rellenos de espinaca y feta.

DÍA 19

Desayuno: 2 huevos revueltos en una cucharadita de ghee o mantequilla, con tocineta y espinaca.

Merienda: Pepino con mantequilla de maní

Almuerzo: Salchichas italianas y brócoli cocinado en aceite de oliva, con queso parmesano.

Merienda: Yogurt griego con berries

Cena: Salmón con guacamole

DÍA 20

Desayuno: 2 rollos de jamón y queso con ½ aguacate.

Merienda: 3 bastoncitos de zanahoria con cream cheese y puerro

Almuerzo: Lasagna de zuccini.

Merienda: 1 taza de té

Cena: Hamburguesa sin pan (carne, queso, mayonesa, lechuga, tomate, cebolla, kétchup sin azúcar).

DÍA 21

Desayuno: Chía puddin

Merienda: Una fundita de chicharrones de cerdo

Almuerzo: Pechuga de pollo envuelta en tocineta y ensalada de hojas.

Merienda: Aceitunas

Cena: Palitos de queso envueltos en salami genoa con brócoli y espinaca.

DÍA 22

Desayuno: Café (negro, con leche almendras o de coco, o heavy cream) o té, 3 lonjas de tocineta, 2 ó 3 huevos revueltos o cocidos y queso (30 gramos).

Almuerzo: Ensalada de pollo, aceite de oliva y queso.

Cena: Salmón, 1 taza de espárragos o brócoli cocidos en mantequilla.

DÍA 23

Desayuno: Café o té, tortilla de 2 ó 3 huevos, 1 ó 2 lonjas de jamón y queso parmesano.

Almuerzo: Leche sin azúcar de: almendras, coco o cashew 1 ó 2 tazas (leer contenido que tenga 1 carb.), 1 cda. de mantequilla de almendras y stevia.

Cena: Albóndigas (150 gramos), queso cheddar (30 gramos) y 1 taza de lechuga o espinacas.

DÍA 24

Desayuno: Batida de berries (con leche de almendra o de coco) endulzado con los edulcorantes permitidos.

Almuerzo: Ensalada de mariscos con 1/2 aguacate.

Cena: Chuleta de cerdo con 1 taza de brócoli cocinado con mantequilla.

DÍA 25

Desayuno: 2 ó 3 huevos revueltos con 3 tiras de tocineta, 2 lonjas de queso, espinaca y cebolla.

Almuerzo: Lomo de cerdo con ensalada de rúcula, lechuga, tomate y aceitunas.

Cena: Pechuga de pollo rellena de queso con pimientos rojos y 1 taza de ensalada de brócoli y coliflor.

DÍA 26

Desayuno: Café (con leche almendras, o heavy cream) o té, ½ taza de yogurt sin azúcar, berries y chía.

Almuerzo: Salmón con 1 taza de espárragos.

Cena: Ensalada césar con atún.

DÍA 27

Desayuno: Café (negro, con leche almendras o de coco, o heavy cream) o té, 2 huevos fritos, 2 tiras de tocineta, 2 lonjas de queso y 1/3 de aguacate.

Almuerzo: Carne de res con ensalada de brócoli, espinaca y coliflor.

Cena: Pescado blanco con ensalada verde (lechuga, rúcula, espinaca).

DÍA 28

Desayuno: Café (negro, con leche almendras o de coco, o heavy cream) o té, 2 ó 3 huevos revueltos con tocineta o salami y ½ taza champiñones.

Almuerzo: Hamburguer sin pan (carne, lechuga, tomate, cebolla, queso, tocineta, mayonesa, ketchup sin azúcar y mostaza).

Cena: Sardina con una taza de lechuga y 8 almendras trituradas.

DÍA 29

Desayuno: Yogurt griego con fresas y frutos secos.

Almuerzo: Pollo horneado con ensalada de repollo y zanahoria con mayonesa.

Cena: Espárragos envueltos en tocineta.

DÍA 30

Desayuno: Huevos revueltos con jamón, queso y espinaca.

Almuerzo: Solomillo de ternera con arroz de coliflor.

Cena: Sandwich keto.

DÍA 31

Desayuno: Pudín de Chía

Almuerzo: Pimientos rellenos de carne molida de cerdo y queso.

Cena: Tartar de atún.

Como has podido ver, esto es un ejemplo de un plan alimenticio si decides por empezar la dieta cetogénica. Puedes intercambiar días, meriendas, comidas, y comer cualquier cosa dentro del plan, pero no ingieras las cosas no sugeridas ya que te dificultará o disminuirás el estado de cetosis en tu cuerpo.

Si alguna receta te parece muy compleja, reemplázala por una similar pero más sencilla. Por ejemplo, en vez de ternera puedes preparar un filete a la plancha con ensalada. En vez de tartar de atún prepara una ensalada verde con medio aguacate y añade una lata de atún en aceite de oliva. En vez de brocheta de gambas prepáralas a la plancha junto a trozos de chorizo, etc.

Si no tienes tiempo para preparar salsas, cómpralas ya hechas, pero revisa los ingredientes. Por ejemplo, en el caso de la mayonesa es recomendable que esté hecha con aceite de oliva. También puedes comprar directamente la salsa de tomate, pero revisa que no lleve azúcar o almidones. Y lo mismo con el caldo de pollo.

Si sabes que un día no tendrás tiempo para preparar el desayuno, haz las porciones un poco mayores el día anterior (en comida y/o cena) para desayunar los restos al día siguiente. Otra posibilidad es desayunar uno de los batidos que incluimos en las recetas.

En esos días complicados, puedes simplemente comprar un pollo asado en el supermercado y acompañarlo en casa con una ensalada variada o un poco de aguacate. Te servirá además para varias comidas.

Compra los vegetales verdes envasados y listos para comer. Es más probable que te de pereza hacer una ensalada si tienes que cortarlos y lavarlos por tu cuenta. Como siempre, no dejes que lo bueno sea enemigo de lo perfecto.

CAPÍTULO X.
RECETAS FÁCILES CETOGÉNICAS

A continuación, voy a proveerte las recetas más conocidas y deliciosas de la dieta cetogénica.

1. CAPPUCCINO CREMOSO

Ingredientes
- 2 tazas de café sin azúcar
- 100 ml de crema de leche
- 1 g de stevia
- Una cucharadita de cacao en polvo sin azúcar

Preparación
1. Agregue el stevia y la crema a un bol. Bata hasta que quede espesa.
2. Sirva dos tazas de café. Agregue una cucharada de crema a cada una y por encima espolvoree con cacao o canela en polvo.

2. EGG PANCAKE

Ingredientes
- [ ] 3 huevos (clara y yema)
- [ ] 3oz de queso crema (yo uso filadelfia)
- [ ] Una pizca de canela

Preparación
1. Poner todo en una licuadora y cuando licue bien.
2. Cocinar como pancake.

La mezcla queda muy suave por lo que recomiendo ponerlo en sartén pequeño, con un poco de aceite de coco o mantequilla, o en una waflera.

3. PAN DE QUESO
1,5 g de carbohidratos netos por porción

Ingredientes
- [ ] 2 huevos
- [ ] 65 g de harina de almendras
- [ ] 150 g de queso en hebras (provolone, pategrás, mozarela o parmesano)
- [ ] ½ cucharadita de polvo para hornear
- [ ] Pizca de pimienta negra

Preparación
1. Precalentar el horno a 200°C.
2. Bata ligeramente los huevos en un bol, agregue el resto de los ingredientes y mezcle bien.

3. Divida la mezcla en 8 bolitas. Cubra con papel manteca una bandeja para horno y coloque las bolitas separadas entre sí.
4. Hornee por 15 minutos o hasta que el tope del pan quede dorado.

Tips: Añade a la mezcla tocineta crocante o hierbas frescas.

4. CAFÉ A PRUEBA DE BALAS

¿Café con manteca? Así es. Sorpréndete con este café, que te dará las grasas que necesitas para empezar el día.

Ingredientes
- 1 taza de café sin azúcar
- 1 cucharadita de aceite de coco virgen
- 1 cucharadita de manteca

Preparación
1. Agregue el aceite de coco y la manteca al café.
2. Mezcle hasta que quede bien disuelto. También se puede batir para que quede más cremoso.

Tips: Este café es ideal como paso previo a empezar a hacer ayuno intermitente. Te mantendrá satisfecho durante toda la mañana.

5. MUFFINS DE JAMÓN Y QUESO

Ingredientes

- 4 huevos grandes o 5 medianos
- 80 g de jamón cocido cortado en cuadrados pequeños
- 80 g de queso cheddar cortado en cuadrados pequeños
- Cantidad necesaria de sal, pimienta y manteca

Preparación

1. Precalentar el horno a 200°C.
2. Cubra un molde para muffins con manteca.
3. Bata los huevos en un bol con sal y pimienta. Agregue la mitad del queso y la mitad del jamón.
4. Reparta la mezcla de forma equitativa entre los moldes, agregue el restante del jamón y queso. El molde debe quedar 2/3 lleno.
5. Hornee durante 12-15 minutos, o hasta que el huevo esté cocido.

Tips: Hay cientos de variantes para el relleno, otras opciones pueden ser espinaca, brócoli, pollo, jalapeño, tomate, parmesano, hongos y muchas más.

6. PAN DE MOLDE DE HARINA DE COCO

¿Quién dijo que en la dieta keto no se puede comer pan? Ideal para unas tostaditas de desayuno o un sándwich de almuerzo.

Ingredientes
- 6 huevos
- ⅓ taza de aceite de oliva
- ⅓ taza de agua
- 65 g de harina de coco
- 50 g de harina de lino/linaza
- 1 sobrecito de stevia
- 1 cucharada de polvo de hornear
- 1 cucharadita de goma xantana
- ½ cucharadita de sal
- ½ cucharadita de canela molida

Preparación
1. Precalentar el horno a 190°C.
2. En un bol grande coloque los huevos, el aceite, el agua y mezcle a mano o con batidora hasta que se combinen.
3. Agregue los ingredientes restantes y mezcle hasta que se incorporen.
4. Forre un molde para pan con papel pergamino o papel manteca y vierta la mezcla en el molde.
5. Hornee durante 40-45 minutos, o hasta que un palillo en el centro salga limpio.
6. Deje enfriar durante 20 minutos antes de retirar del molde.
7. Deje enfriar completamente antes de cortarlo.

7. MERMELADA DE FRESA

Ideal para acompañar tus tostadas keto, para cubrir tus cheesecake o ¡para comer a cucharadas!

Ingredientes
- 250 g de fresas cortadas en cubitos
- 3 sobrecitos de stevia
- ¼ taza de agua
- 1 cucharada de jugo de limón
- 1 cucharadita de gelatina en polvo sin sabor

Preparación
1. Espolvorea la gelatina sobre el jugo de limón y reserva.
2. En una cacerola pequeña a fuego medio, combine las fresas, el stevia y el agua.
Revuelve para combinar. Una vez que entre en hervor, baje el fuego y cocine a fuego lento durante 20 minutos o hasta que las fresas estén deshechas y se haya evaporado el agua.
3. Parta la gelatina en trozos pequeños y revuelva con las fresas para que se derrita.
Apaga el fuego y ajusta la dulzura. Deja enfriar.
4. Coloque la gelatina de fresa en un frasco limpio, cubra y refrigere.
5. Se puede congelar o conservar por 2-3 semanas en el refrigerador.

Tips: El limón es importante para que la mermelada se conserve y no se dañe rápidamente. Si prefieres una mermelada dulce, añade un sobrecito más de stevia.

8. CHEESECAKE

Ingredientes

Corteza

- 150 g Harina almendras
- 50 g Mantequilla
- 2 Cucharadas Stevia
- 1 Cucharadita Vainilla

Relleno

- 600 g de Queso crema
- 125 ml de Crema para Batir
- 3 huevos
- 2 cucharadita de Stevia
- 2 cucharadita de Vainilla
- 50 g Arándanos Congelados o la mermelada mencionada anteriormente.

Preparación

1. Pre calentamos el horno a 160 °C
2. Engrasamos un molde desmontable de 9 pulgadas y colocamos papel para horno en el fondo.
3. Derretimos la mantequilla, agregamos la harina, stevia y vainilla.
4. Mezclamos hasta formar una masa y la agregamos al molde, presionamos para que el fondo nos quede compacto y uniforme.
5. Horneamos por 7 minutos o hasta que se dore ligeramente, no debe cocinarse totalmente ya

que hornearemos nuevamente, sacamos y dejamos enfriar mientras preparamos el relleno.

6. batimos juntos la crema, huevos, queso crema, vainilla y stevia. Yo utilizo batidora de mano, pero también se puede batir a mano solo que se debe mezclar muy bien para que no se fracture, una vez que todo esté bien integrado lo vertimos sobre la corteza.

7. Agregamos los arándanos congelados en este momento, mezclamos un poco para que se distribuyan de manera uniforme.

8. Horneamos a 160 °C por 60 a 90 minutos hasta que el centro este cocinado

9. Apagamos el horno y dejamos enfriar dentro del horno por 30 minutos aproximadamente y cuando esté completamente frío, desmontamos y lo introducimos a la refrigeradora al menos por 4 horas.

Se puede usar Arándanos frescos, de igual manera se puede bañar con salsa de arándanos al servir.

9. CHOCOLATE CALIENTE

Nada mejor que un buen chocolate caliente para un día de frío o de lluvia.

Ingredientes

- ¼ taza de crema de leche
- ¾ taza de leche de almendras
- 2 sobres de stevia
- 1 cucharada de cacao en polvo sin azúcar

Preparación

1. Vierta la crema de leche, la leche de almendras y el stevia en una olla pequeña a fuego medio, revolviendo ocasionalmente.
2. Cuando la leche entre en ebullición, baje el fuego a mínimo y añada el cacao en polvo.
3. Revuelva bien hasta diluir el cacao.

10. KETO PIZZA

Para que no te haga falta la pizza. Esta es una buenísima opción.

Ingredientes
- 350 gramos de coliflor
- 1 cda. harina de linaza
- 1 cda. harina de coco
- 1/2 taza harina de almendra
- 1/4 taza de queso parmesano
- 1 taza de queso mozzarella rallado
- Hierbas italianas, sal y pimiento al gusto

Preparación
1. Pre calentar el horno a 170°C. Rallar el coliflor crudo y luego sacarle toda el agua.
2. Para esto puedes usar un trapo limpio, o simplemente puedes evaporar el agua en un sartén.
3. Agrega el queso parmesano, la linaza y la harina de almendras. Mezcla bien.
4. Agregar los huevos batidos, la sal y las hierbas. revolvemos hasta obtener una mezcla homogénea.
5. Hornear por 15 minutos y luego aplicar la salsa que se desee. En este caso hicimos una salsa de tomate muy baja en carbohidratos.
6. Agregar el queso mozzarella y aderezos al gusto.
7. Hornear de nuevo durante 10-15 minutos.

11. PANCAKES

Ingredientes

- [ ] 2 Cucharadas de Harina almendras
- [ ] 1 Cucharada de Harina coco
- [ ] 60 g Queso crema
- [ ] 1 huevo
- [ ] 1/2 cdita. de Polvo hornear
- [ ] 1/2 cdita. de Bicarbonato Sodio
- [ ] 1 cdita. de Stevia o edulcorante preferido
- [ ] 1 cdita. de Vainilla

Preparación

1. Batimos todos los ingredientes hasta lograr una mezcla homogénea, también los podemos licuar.
2. En un sartén aplicamos un poquito de mantequilla o aceite de coco y vertemos la mezcla.
3. Con una espátula o cuchara le damos forma redonda, dejamos unos minutos y damos vuelta.
4. Cuando estén cocinados los retiramos del sartén y a disfrutar.

Tips: Puedes agregar syrop endulzado con stevia, queso crema, la mermelada que hicimos anteriormente o crema batida con frutas.

12. KETO PUDÍN DE CHÍA

Un desayuno fácil, rápido y muy nutritivo.

Ingredientes
- [ ] 3 cdas. de chía
- [ ] 3/4 tz leche de almendras
- [ ] 2 sobres stevia o stevia líquida
- [ ] 1/2 cdita. de vainila
- [ ] 1 cda. de cocoa en polvo

Preparación
1. Licuar todo menos la chía.
2. Mezclar en un recipiente con tapa la leche chocolatada y la chía.
3. Dejar hidratar en la nevera durante toda la noche.
4. Servir con frutos rojos, nueces o crema batida.

13. ALFAJORES

Ingredientes

Galleta
- [ ] ¼ taza de mantequilla suavizada
- [ ] $\frac{1}{10}$ taza de eritritol
- [ ] ¼ cdta. de extracto de vainilla
- [ ] ¼ pizca de sal
- [ ] ½ taza de almendra molida fina

Caramelo
- [ ] ½ cdta. de mantequilla o ghee
- [ ] $\frac{1}{10}$ taza de crema para batir o crema de coco
- [ ] 2 cda. de eritritol
- [ ] ¼ cda. de mantequilla de frutos secos (opcional)

Preparación galletas

1. En un tazón grande, batir la mantequilla y el edulcorante hasta que se forme una masa homogénea.
2. Añadir la vainilla y la sal y batir para que se mezclen.
3. Añadir la harina de almendras y mezclar hasta que se combine bien. Después usar una espátula para suavizar la masa.
4. Pasar la masa a un trozo de papel de horno y enrollar en forma de barra.
5. Envolverla y dejar que se enfríe en la nevera durante una hora para que se endurezca. Mientras tanto, prepara el caramelo.

Caramelo

1. En un pequeño cazo o sartén, derretir la mantequilla o el ghee a fuego medio hasta que se dore.
2. Añadir la crema y el edulcorante y dejar que cueza a fuego lento.
3. Reducir el fuego a medio-bajo y remover de vez en cuando hasta que el edulcorante se haya disuelto y el líquido esté espeso, pegajoso y cubra fácilmente una cuchara al meterla en la mezcla.
4. Retirar del fuego, pasarlo a un tarro y dejar que se enfríe a temperatura ambiente.
5. Removerlo cada cierto tiempo mientras se enfría para asegurar que no se separe.
6. Si el caramelo no se pone lo suficientemente espeso para extenderlo sobre las galletas, puedes mezclarlo con mantequilla de frutos secos.

Horneado

1. Precalentar el horno a 160 °C (325 °F).
2. Cubrir una bandeja con papel de horno.
3. Cortar trozos redondos de 0,6 cm de la masa y colocar cada rebanada sobre la bandeja de horno, usar los dedos para darles a la galleta una forma circular con bordes suaves. Hacer 12, necesitas un número par para poner el relleno entre dos.
4. Dejar 3-5 cm entre cada una y hornearlas durante 15 minutos o hasta que los bordes se doren.
5. Retíralas del horno y déjalas enfriarse antes de pasarlas a la rejilla.
6. Dar la vuelta a las galletas cuando estén a temperatura ambiente.
7. Añadir una cucharada colmada de caramelo a una de cada dos galletas, después cubrirlas con una galleta sin caramelo y presionar con cuidado hasta que la pasta llegue a los bordes.

14. HELADO DE FRUTOS ROJOS

No tiene por qué hacerte falta comer helado, esta es una muy buena opción.

Ingredientes
- 1 taza de frutos rojos (mezcla o fresas) congelados
- 1/2 taza de crema para batir
- 4 porciones de stevia o eritritol
- 1 chorrito de vainilla

Preparación
Poner todo en licuadora, si la fruta está congelada estará listo instantáneamente.

15. EMPANADAS BAJAS EN CARBOHIDRATOS

Ingredientes

Masa de empanadas
- ⅔ taza de almendra molida
- ½ cdta. de polvo para hornear
- ¼ cdta. de cremor tártaro (o ½ cdta vinagre blanco)
- ½ cdta. de xanthan gum
- 1 huevo mediano
- 1 cda. de mantequilla a temperatura ambiente
- 1 cda. de queso ricota
- ½ cdta. de crema para batir

Relleno de carne
- 1½ cda. de aceite de oliva
- ⅛ cebolla roja
- ½ diente de ajo
- 2 oz. carne molida de res
- 2 cda. salsa de tomate
- ⅛ pimiento rojo picado
- ½ calabacín, cortado en cubitos
- ¼ cdta. sal o al gusto
- ⅛ cdta. pimienta
- ½ huevo duro, picado

Salsa
- ¼ taza de crema agria
- ¼ cdta. de ajo en polvo
- ¼ cdta. de sal
- ½ jalapeño fresco, picado (sacar las semillas)
- 2 cda. de cilantro fresco

Preparación

Relleno de carne

1. Calentar el aceite a fuego medio-bajo. Agregar la cebolla y cocinar revolviendo hasta que se torne transparente.
2. Agregar el ajo y la carne picada y cocinar revolviendo, deshaciendo con la cuchara los grumos más grandes hasta que la carne se dore.
3. Verter la salsa de tomate, agregar el pimiento, el calabacín, la sal y la pimienta. Revolver y tapar.
4. Cocinar a fuego lento durante 3 minutos. Probar y sazonar con sal y pimienta al gusto si es necesario. Retirar del fuego. Mezclar en el huevo picado y reservar.

Masa de empanadas

1. Mezclar la harina de almendra, el polvo de hornear, el cremor tártaro y la goma xantana y batir para mezclar.
2. Verter los ingredientes secos en el recipiente de la batidora. Añadir un huevo, mantequilla y ricotta.
3. Usar el accesorio de gancho para amasar hasta que se convierta en una bola de masa lisa (aproximadamente 2 minutos).
4. Retirarlo de la batidora, envolverlo en un filme plástico y dejarlo reposar en el refrigerador durante una hora.
5. Cortar papel encerado en 10 cuadrados, aproximadamente 18 x 18 cm (7 "x 7").
6. Una vez que la masa esté fría, sacarla del refrigerador, cortarla pedazos (2 por porción) y dar a cada pedazo forma de bola.

7. Presionar cada bola entre dos pedazos de papel encerado usando una tabla de cortar (o extenderla usando un rodillo de amasar) para hacer un círculo plano de 13 cm (5 ") de diámetro.

8. Retirar el papel encerado superior y reusar para las otras bolas, dejando los discos sobre el papel inferior. La masa es más blanda y delicada que la de las empanadas tradicionales, por lo que debes tratarla con un poco más de cuidado. Reservar los círculos de masa.

9. Dividir el huevo restante en yema y clara. Reservar la clara. Unir y batir la yema y la crema espesa. Ponerlo a un lado también.

10. Para rellenar las empanadas, pintar la parte superior de todos los discos de masa con la clara de huevo. Colocar una cucharada del relleno en el centro de cada uno de los discos de masa.

11. Doblar los discos ayudándote con el papel encerado, para formar una media luna. Presionar los bordes para sellar. Debes ser delicado al manejarlos y es posible que debas arreglar suavemente cualquier grieta en la masa. Sin embargo, no te preocupes, las empanadas deberán tener algunos agujeros para dejar salir el vapor.

12. Una vez que estén todos ensamblados, perforar una vez en el centro con un palillo. Pintar cada uno con la mezcla de yema y crema.

13. Colocarlos en una bandeja para hornear con una rejilla de alambre forrada con papel encerado.

14. En un horno precalentado, hornear a 150 °C (300 °F) durante 20 minutos, o hasta que se vuelvan un hermoso color dorado. Necesitas vigilarlos, ya que la

harina de almendra es un poco impredecible y puede pasar de dorado a quemarse en poco tiempo.

Salsa
Para la salsa, mezclar todo con una licuadora de inmersión a tu consistencia preferida. Servir.

16. WAFFLES DE HUEVO Y QUESO

Ingredientes
- 1/2 taza de queso mozzarella rallado
- 1 huevo
- 1 pizca de sal
- 1 chorrito de vinagre
- 1/3 taza de queso parmesano rallado

Preparación
1. Poner a calentar la wafflera.
2. Mezcla en un bowl con un tenedor los primeros 4 ingredientes.
3. Espolvoreé un poco de parmesano en la wafflera y puse la mezcla de Los 4 ingredientes encima.
4. Tape y espere a que saliera la mayor parte del vapor. Abrir y despegue.

Se pueden comer inmediatamente, o puedes dejarlos enfriar, guardarlos en la nevera o incluso congelar. Ponles o rellénalos con lo que más te guste de acuerdo a tu régimen alimenticio.

17. ESTOFADO KETO DE POLLO

Ingredientes

- ½ pollo a la brasa
- 3½ oz. de tomatitos cherry
- 4 oz. de queso mozzarella fresco
- 1 cda. de pesto verde
- ½ taza de crema fresca o mayonesa
- 1 oz. de queso parmesano
- sal y pimienta al gusto

Para servir

- 3½ oz. de verduras de hoja verde
- 2 cucharada. de aceite de oliva

Preparación

1. Precalentar el horno a 200 °C (400 °F).
2. Cortar el pollo en trozos pequeños o desmenuzarlo usando un tenedor.
3. Cortar los tomates por la mitad y cortar el queso mozzarella en trozos pequeños. Colocar los tres ingredientes (pollo, tomatitos cherry y mozzarella) en una asadera.
4. Añadir el peso, la crema fresca y la mitad del queso parmesano. Revolver hasta que todo esté distribuido de forma uniforme. Salpimentar al gusto.
5. Espolvorear el resto del queso parmesano por encima. Hornear durante 20 minutos o hasta que se haya dorado.
6. Servir con verduras de hoja verde y aceite de oliva.

18. LASAGNA LOW CARB

Ingredientes

- ☐ ¼ lb. de salchichas italianas
- ☐ 3 oz. de carne molida de res
- ☐ ⅛ de cebolla amarilla
- ☐ ½ diente de ajo molido
- ☐ 6 oz. de salsa marinera sin azúcar
- ☐ 4 oz. de queso ricotta
- ☐ ¼ de huevo
- ☐ ⅛ cdta. de sal marina
- ☐ 3 oz. de queso mozzarella
- ☐ 3 cda. de queso parmesano
- ☐ 2 oz. de fiambres de pollo asado

Preparación

1. Precalentar el horno a 225 °C (425 °F).
2. En un horno holandés, cocinar la salchicha, la carne molida, la cebolla y el ajo a fuego medio hasta que quede dorado. Añadir la salsa marinera.
3. En un tazón, mezclar el queso ricotta con huevo y sal.
4. Para armarla, extender 1½ tazas de salsa de carne en el fondo de una asadera de 23x33 centímetros. Colocar las rebanadas de pechuga de pollo sobre la salsa de carne.
5. Untar con la mitad de la combinación de queso ricota. Cubrir con un tercio de rodajas de queso mozzarella.
6. Poner 1½ taza de salsa de carne sobre la mozzarella y espolvorear con ¼ de taza de queso parmesano. Repetir las capas y cubrir con el queso mozzarella y queso parmesano restante.

7. Cubrir con papel de aluminio. Para evitar que se pegue, rociar el papel con aerosol de aceite o asegúrate de que el papel no toque el queso. Hornear durante 25 minutos. Retirar el papel de cocina y hornear otros 25 minutos. Dejar enfriar 15 minutos antes de servir.

19. ENSALADA DE POLLO Y AGUACATE

Ingredientes
- 150g de pechuga de pollo cocida
- 1 aguacate pequeño
- 3 aceitunas verdes
- 1 huevo cocido
- 10 ml de aceite de olvida, preferiblemente extra virgen.

Preparación
1. Con la pechuga fría o a temperatura ambiente, la desmenuzamos en pequeñas tiras.
2. Partir el aguacate en pequeños trozos.
3. Picar el huevo.
4. En un recipiente mezclar todo.

20. HAMBURGUESA DE SOLOMILLO DE ATÚN

Ingredientes

- 250 g de Atún en solomillos limpios
- 1 Yema de huevo
- 0.5 Guindilla fresca
- 2.5 ml de Zumo de lima
- 5 ml de salsa de soja baja en sal
- Eneldo fresco al gusto o seco
- Ajo granulado al gusto
- Pimienta negra
- Aceite de oliva

Preparación

1. Coger el atún y picar a cuchillo en trocitos pequeños y depositar en un cuenco.
2. Picar la media guindilla lavada y también el eneldo, si lo usamos fresco. Podemos agregar más guindilla si nos gusta más picante.
3. Añadirlo todo al pescado junto con la yema.
4. Agregar el zumo de limón, la salsa de soja, pimienta negra recién molida y ajo granulado al gusto. Combinar con un tenedor, mezclando muy bien, hasta tener una masa homogénea. Si estuviera muy seco podemos agregar un poco de aceite de oliva o mostaza. Tapar con film y dejar reposar 15 minutos en la nevera.
5. Formar dos hamburguesas de, aproximadamente, el mismo tamaño, con las manos engrasadas de aceite de oliva o ligeramente humedecidas.
6. Calentar una buena sartén o plancha antiadherente con aceite y cocinar las hamburguesas a

temperatura media, durante unos 4-5 minutos por cada lado, procurando que no queden muy secas por dentro.

21. TARTAR DE ATÚN Y AGUACATE

Ingredientes
- 1 filete de atún (150g)
- ½ aguacate
- 1 tomate pequeño
- 1 limón pequeño
- 2 cucharaditas de aceite de oliva
- 1 pizca de sal
- ½ cucharada de semillas de chía
- 1 pizca de jengibre
- 4 cucharadas de salsa de soja

Preparación
1. En un bol añadimos el jengibre, la salsa de soja y una cucharada pequeña de aceite de oliva.
2. A continuación, cortamos el atún en dados pequeños y lo añadimos en el bol. Lo mezclamos todo bien.
3. Lo dejamos macerar unos 20 minutos aproximadamente.
4. Mientras tanto, cortamos el aguacate y el tomate a cuadraditos y le añadimos sal, un poco de zumo de limón y una cucharada pequeña de aceite de oliva.
5. Por último, lo emplatamos en un molde. Ponemos una primera capa de aguacate y tomate, una segunda de atún y por último un poco de semilla de sésamo por encima.

22. RISOTTO DE COLIFLOR CON HONGOS

Ingredientes

- ½ cabeza de coliflor
- ½ taza de caldo de verduras
- 4½ oz. de champiñones
- 1 diente de ajo
- ½ chalote
- ½ taza de crema para batir
- ⅖ taza de vino blanco
- ⅖ taza de queso parmesano cortado gruesamente
- 2 oz. de mantequilla
- sal y pimienta
- tomillo fresco (opcional)

Preparación

1. Llevar el caldo a ebullición y reservar.
2. Picar los champiñones y freír en mantequilla hasta que estén dorados.
3. Picar finamente el chalote y el ajo y añadir a los champiñones.
4. Cortar en trozos gruesos la coliflor y añadir a la sartén.
5. Añadir la mitad del vino y todo el caldo.
6. Dejar que hierva a fuego lento hasta que el líquido comience reducirse. Echar el resto del vino. Añadir la crema y hervir a fuego lento hasta que la coliflor esté suave y la mayor parte del líquido haya desaparecido.
7. Retirar del fuego y añadir el queso parmesano. Adornar con tomillo fresco.

23. ENSALADA COBB

Esta es una de mis favoritas.

Ingredientes

- 100 g de hojas de lechuga
- Tomate rojo y firme mediano picado
- 2 lonchas de bacon crujiente
- Un filete de pechuga de pollo
- 1 huevo duro
- 1 aguacate
- ¼ de cebolleta o cebolla morada
- Queso Mozzarella o Feta troceado
- 5 cucharadas de aceite de oliva
- 2 cucharadas de vinagre
- 1 cucharadita de mostaza
- ½ cucharadita de ajo en polvo
- ¼ cucharadita de stevia
- El zumo de ½ limón
- Sal y pimienta

Preparación

1. Poner en una bandeja un piso con las hojas de lechuga bien limpias y escurridas.
2. Después, agregar el resto de los ingredientes picados, distribuidos de forma ordenada. No se mezclan hasta que se sirve la ensalada.
3. Los únicos ingredientes que llevan elaboración son el pollo y el tocineta.
4. El pollo se puede preparar a la plancha o parrilla, con poquita agua con sal, o al vapor.
5. Para la vinagreta: En un tazón hondo mezcla el vinagre, la mostaza, la stevia, la sal y la pimienta, y

vamos agregando el aceite en un hilo sin dejar de remover. La salsa debe quedar ligera y si es necesario podemos añadir un poquito más de aceite o vinagre.

6. Servimos la ensalada con la salsa aparte. Cuando se sirve, cada comensal la añade a su plato y la mezcla a su gusto.

24. NUECES CARAMELIZADAS

Ingredientes
- 70 g de nueces (pecans, almendra, macadamia, la que gustes)
- 4 cucharadas de edulcorante
- 1 cucharadita de canela en polvo
- 3 o 4 cucharadas de agua
- 1 pizca de sal

Preparación
1. En un bowl, mezclar el edulcorante, el agua, la canela y la sal.
2. En un sartén, tostar las nueces por 3 minutos.
3. Agregar la mezcla y bajar el fuego.
4. Mezclar bien, dejar que seque un poco, retirar del fuego y dejar enfriar.

25. BERENJENAS RELLENAS

Ingredientes
4 berenjenas pequeñas o 2 grandes.

Para el relleno
- 300 gr. de carne picada (puede ser molida)
- 1 cebolla pequeña
- 2 dientes de ajo laminados
- 1 tomate pelado y picado (o unas cucharadas de tomate triturado)
- Sal y pimienta
- Queso rallado
- Aceite de oliva

Preparación:
1. Limpiamos las berenjenas y las cortamos por la mitad a lo largo. Espolvoreamos con sal y las dejamos 'sudar' por 20 minutos, boca abajo, en un colador o sobre papel de cocina.
2. Puedes asarse en el horno con un hilo de aceite por encima a 180° durante 10-15 minutos o freírlas en aceite caliente a fuego lento para que se hagan bien por dentro o puedes cocerlas en muy poquita agua con sal hasta que al pincharlas notes que está tierna. Tendrás que dejar escurrir muy bien en un colador y secar con papel de cocina.
3. Una vez tiernas y cocinadas vaciamos con una cucharilla parte de la pulpa para hacer hueco al relleno y reservamos esa pulpa.

Para el relleno
1. Rehogamos la cebolla picada en aceite con el ajo picado y la pulpa del vaciado de las berenjenas. Añadimos la carne hasta que vemos que se va haciendo.
2. Añadimos el tomate, salpimentamos y reducimos el líquido. Esperamos hasta que tenga la consistencia que buscamos, espesa pero jugosa. Ponemos una cucharada de queso rallado y mezclamos. Retiramos del fuego.
3. Rellenamos las berenjenas, cubrimos con abundante queso rallado y gratinamos al horno unos minutos hasta que doren. Servimos al momento.

26. ARROZ DE COLIFLOR

Ingredientes
- 5 tazas de coliflor cruda y lavada
- 1 cucharadita de sal gruesa
- 2 cucharadas de mantequilla
- 1/2 cucharada de cúrcuma en polvo
- Especias a tu gusto para el final.

Preparación
1. Utiliza un procesador de alimentos o rallador de mano para rallar la coliflor.
2. En una sartén, pon a derretir la mantequilla y agrega la coliflor. Enciende la cocina.
3. Debes cocinar a fuego mediano por 10 minutos o hasta que la coliflor esté ligeramente suave.
4. Termina tu plato con perejil y pimiento, o una de las dos cosas que sea de tu gusto.

27.   AREPAS VENEZONALAS

Ingredientes
- 1 taza de harina de almendras
- ½ taza de queso mozzarella rallado
- 2 huevos
- ¼ cucharada de sal

Relleno
- ½ carne molida cocida
- ½ aguacate
- 4 cucharadas de queso cheddar
- 4 cucharaditas de crema agria

Preparación
1. Unir bien todos los ingredientes y formar las arepas redondas.
2. Poner a cocinar en una sartén antiadherente con un poco de aceite en spray por alrededor de 3 minutos de cada lado.
3. Cortar por la mitad y proceder a rellenar con un poco de cada uno de los ingredientes del relleno.

28. BIZCOCHO DE ZANAHORIA

Ingredientes

- 2 ½ tazas de harina de almendras
- ¾ taza de eritritol
- ¾ taza de mantequilla
- 1 cucharadita de extracto de vainilla
- 4 huevos grandes
- 2 cucharadas de polvo de hornear
- 2 cucharaditas de canela
- ½ cucharadita de sal
- 2 ½ taza de zanahoria ralladas
- 1 ½ taza de nueces picadas

Preparación

1. Precalienta el horno a 350° F.
2. Forrar 2 moldes para pasteles redondos de 9 pulgadas/23 cms con papel pergamino y engrasar.
3. En un bowl grande, mezclar la mantequilla y el eritritol hasta que quede esponjoso.
4. Anadir la vainilla y los huevos de uno en uno. Dejar reposar.
5. En otro tazón, mezcla la harina el polvo de hornear, la canela y la sal. Revolver y unir con la mezcla anterior.
6. Agregar la zanahoria y 1 taza de nueces. Guardar el resto para el final.
7. Transfiera la masa de manera uniforme entre las dos bandejas para hornear preparadas.
8. Hornee durante 30-35 minutos, hasta introducir un palillo y que salga casi limpio.
9. Dejar enfriar.

29. PAN KETO EN MICROHONDAS

Ingredientes
- 10 gramos de Mantequilla
- 30 gramos de Harina de almendras
- 1/2 cdita. de polvo de hornear o levadura química
- 1 huevo
- Sal al gusto

Preparación
1. Bate bien todos los ingredientes juntos en un bol o una taza de cerámica que pueda ir al microondas.
2. Engrasa con aceite de coco un recipiente de cerámica que pueda ir al microondas
3. Ponlo 90 segundos al microondas.
4. Si lo haces al horno o al mini horno, ponlo en otro recipiente y llena con agua hirviendo. Cúbrelo con un plato o film y ponlo 10min en el horno precalentado a 180 grados centígrados.

30. SALSA HONEY MUSTARD

Ingredientes
- ½ taza de mayonesa
- 2 cucharadas de mostaza
- 1 cucharada de mostaza Dijon
- ½ cucharada de zumo de limón amarillo
- ¼ de cucharadita de stevia

Preparación
Ligar todos los ingredientes y listo.

CAPÍTULO XI.
AYUNO INTERMITENTE

Constantemente surgen nuevas tendencias nutricionales para adelgazar, bajar de peso y quemar grasa. En estos tiempos se habla mucho de la dieta cetogénica, pero también es muy mencionado el famoso ayuno intermitente o mejor conocido como "intermittent fasting (IF)". Para empezar, queremos aclarar que esto de ayuno intermitente no se considera un tipo de dieta, ya que no establece un plan alimenticio, ni restricciones de alimentos, ni conteo de macros, etc. en lo que sí se basa es en restringir y establecer un tiempo determinado en el que sí se puede ingerir alimentos.

¿EN QUÉ CONSISTE EL AYUNO INTERMITENTE?

El ayuno intermitente es un modelo de nutrición y forma de alimentarse, que se caracteriza por hacer periodos de ayuno y periodos de ingesta de alimentos. Es decir, se establecen intervalos de tiempo específicos en los que se puede comer y en los que no. En otras palabras, ayunar durante un determinado periodo de horas. Este tipo de alimentación es una estrategia la cual tiene múltiples beneficios para nuestro organismo y nuestra salud.

Es posible que ya lo hayas oído mencionar, pero tal vez nunca hayas implementado este método. Es por esto que te voy a explicar con detalles este tema, de manera que te resulte útil, claro y práctico, sin complicaciones para que lo puedas llevar a cabo, si es que así lo deseas.

Como dije anteriormente, el ayuno intermitente se trata de alternar periodos de ayuno con periodos de ingestión de alimentos. Hay diferentes maneras de hacerlo, siendo los más comunes el ayuno 16/8 horas, ayuno 24 horas y ayuno 48 horas, aunque también existen otros como el 12/12 horas.

Estos tipos de ayuno son por días y horas, pero existen otros que se hacen en base a la semana. La más popular de estas opciones es la llamada "dieta 5:2", que promueve comer normal durante 5 días a la semana y una reducción de ingesta sobre el 75% los siguientes 2 días. De igual forma, el ayuno mensual, que consiste en ayunar un par de días seguidos a la semana, pero este se practica en menor medida.

El atractivo de este modelo de alimentación es que, aparte de que es muy efectivo y beneficioso para bajar de peso y para la salud, no hace falta contar calorías ni ingerir determinados alimentos y es bien adaptable, ya que tú mismo escoges el horario que se adapta a tus necesidades.

Recientemente se han realizado estudios científicos que demuestran cada vez más, razones por las cuales apoyar al ayuno intermitente como una estrategia perfecta para bajar de peso, lo que ha producido su auge en los últimos tiempos.

Su efectividad para adelgazar se debe a que se reduce la cantidad de calorías que se ingieren en el día. Además, estimula la pérdida de peso porque el cuerpo, durante el ayuno, obtiene la energía de sus reservas en lugar de lo que vas comiendo. De igual manera es beneficioso para mejorar la salud cardiovascular, reducir el nivel de azúcar en sangre o, incluso, a eliminar células tumorales.

¿Es esto algo que puede hacerlo todo el mundo? NO, el ayuno intermitente no es una estrategia apta para todas las personas. Lo primero es, que todo el que quiera llevarlo a cabo debería acudir a un médico especialista, nutricionista o endocrinólogo, que pueda realizar un examen físico e indicar análisis de sangre para evaluar cómo está el cuerpo de la persona y si puede llevar a cabo esta estrategia. Como dice el dicho, "es mejor prevenir que lamentar".

Si resulta que tienes problemas de anemia, diabetes tipo 2, tensión arterial baja o ácido úrico elevado, debes llevar una consulta frecuente para que seas observado, ya que, si estás dejando de ingerir lo necesario para tu salud, podrías agravar estas enfermedades e incluso ocasionarte otras.

Su eres muy delgado, tampoco debes llevar a cabo este método, igualmente si sufres de alguna enfermedad crónica o problemas con tu metabolismo, enfermedades el hígado, riñón, hipoglucemias, colesterol, entre otras.

Otros de los momentos en los que no puedes hacer ayuno intermitente es si estás en periodo de embarazo o lactando a tu bebé. En estos momentos, recuerda que hay otra persona que está dependiendo de ti y es necesario una alimentación extremadamente completa y muy bien equilibrada.

De igual manera, no es recomendable en niños, adolescentes, ancianos, ni personas que hayan tenido algún trastorno alimenticio en un momento de su vida.

VENTAJAS DEL AYUNO INTERMITENTE

Además de mejorar el aspecto físico, el ayuno intermitente tiene muchas ventajas:

- Ayuda a reducir la mortalidad y retrasa el envejecimiento, tanto a nivel físico como a nivel de nuestro organismo.
- Reduce los indicadores de inflamación.
- Ayuda a mejorar el colesterol, además de reducir los triglicéridos.
- Tiene efectos positivos sobre nuestra plasticidad neuronal.

- Ayuda a limitar el crecimiento de células cancerígenas.
- Ayuda a retener masa magra mientras perdemos grasa.
- Mejora la sensibilidad a la insulina y mejoran el uso de la glucosa como sustrato energético.
- Mejora la capacidad de autocontrol: muchas veces tenemos hambre mental, no hambre de verdad, si somos capaces de "vencer la mente", mejoraremos nuestra capacidad de autocontrol.

En cuanto a los deportistas y personas que hacen un entrenamiento fuerte y/o constante, el ayuno intermitente es uno de los puntos clave en la búsqueda del aumento del rendimiento, ya que muchos buscan entrenar con reservas bajas de glucógeno para mejorar la flexibilidad metabólica, que es la capacidad que tiene el cuerpo para utilizar del mismo modo los ácidos grasos y la glucosa de forma eficiente, permitiendo así mejorar el rendimiento. Lo que se puede ver en las personas que realizan el ayuno intermitente es que se produce una variación en su ritmo circadiano. Muchas formas de vida comparten mecanismos bioquímicos fundamentales para la adquisición y el almacenamiento de comida cuando está disponible. Esta energía almacenada es utilizada durante el ayuno para la reparación, resistencia al estrés, aumento de la vitalidad y rejuvenecimiento.

¿CÓMO EMPEZAR?

Para las personas que no tienen un orden en su alimentación, sino que se pasan el día "picando", o si hacen muchas comidas (4, 5, o 6) lo más recomendable es que empiecen primero organizando su horario de alimentación y reduzcan la ingesta de alimentos a 3 comidas, esto puede ser, desayuno, comida y cena, sin snack o merienda.

Luego de tener un periodo de tiempo alimentándonos de esta forma, se podría eliminar el desayuno o la cena, dependiendo de en cuál te sientas más cómodo. Lo más frecuente es que se elimine el desayuno y se sustituya por un café o té sin azúcar.

Luego de que ya estemos acostumbrados, será fácil realizar solamente dos comidas al día, y en un futuro un ayuno de 24 si así lo deseas. De igual forma, se podrá ir incorporando ejercicios en escala de impacto de energía, desde los menos exigentes hasta los más fuerte, permitiendo y dándole tiempo al cuerpo a que se acostumbre.

AYUNO INTERMITENTE 16/8

Si eres de las personas que les gusta desayunar pronto y fuerte, este es la opción que te va a gustar. En este modelo hay que ayunar cada día durante 16 horas y puedes comer durante 8 horas. Normalmente las 16 horas de ayuno incluyen las horas de sueño por lo que es más sencillo de lo que piensas. Esto acaba suponiendo una reducción de unas 300-500 kcal diarias porque se suele comer menos. Es la opción que más se usa hoy en día. Por ejemplo, si haces la primera comida a las 12 del mediodía, puedes ingerir alimentos hasta las 8 de la noche. Luego de esa hora hasta las 12 del siguiente día, lo único que puedes ingerir son líquidos como agua, té e infusión.

Ejemplo 1 del Ayuno 16/8
8:00am – Café, té o infusión
10:00am – Desayuno
2:00pm – Almuerzo
6:00pm – Merienda-Cena
9:00pm – Si tienes hambre puedes beber caldo de verduras, té o infusión.

Ejemplo 2 del Ayuno 16/8
8:00am – Café, té o infusión
10:00am – Puedes tomar café, té o infusión
1:00pm – Almuerzo
5:00pm – Merienda
9:00pm – Cena

AYUNO INTERMITENTE 12/12

A menos que seas de las personas que se despiertan en la noche a vaciar la nevera o la despensa, todos hacemos este ayuno mientras dormimos. En este caso, puedes desayunar un poco más tarde o cenar un poco más temprano, de tal manera que las horas de ayuno te den 12 horas, lo cual es suficiente para empezar a implementar este método y ver resultados.

AYUNO INTERMITENTE 24 Y 48

Se trata de ayunar durante 24 horas o durante 48 horas.

Como puedes darte cuenta, hay diferentes tipos de ayuno, la única diferencia está en el período de tiempo en el que expones a tu cuerpo a estar sin recibir alimentos. Así que, tú mismo puedes implementarte un "ayuno intermitente" definiendo las horas en las que vas a privar tu organismo de comida.

Este modelo de ayuno puedes llevarlo a cabo por todo el tiempo que quieras, hasta que estés en el peso que quieras llegar, preferiblemente conjunto a una buena y equilibrada alimentación y un horario que te sea cómodo.

Hay otro tipo de Ayuno como el caso del 5:2, que se trata de una variante popular del ayuno intermitente el cual consistente en mantener una dieta muy baja en calorías (unas 500 calorías) durante dos días a la semana (cualquiera) y comer con normalidad los otros cinco días restantes. Es como hacer una "intervención en el estilo de vida". Estudios afirman que es difícil de llevar durante un largo periodo, ya sea por dejadez o porque los efectos no surgen tan rápido, sino que se pueden ver luego de las 8 o 12 semanas.

Una de las incógnitas más grande al iniciar esta estrategia es la inseguridad de que despierte un apetito feroz que te empuje a acabar con todo lo que tengas en casa. Descuida, basada en la experiencia y los comentarios de los que lo han llevado a cabo y especialmente en todos los estudios que lo avalan, se ha comprobado que cuando entras en las horas en las que puedes comer no te lanzas desesperadamente. Al contrario, saboreas mejor cada bocado e, incluso, te relajas. No hay ansiedad.

Sin embargo, si quieres evitar que te surja ese apetito feroz en las horas de ayuno, lo más importante es tomar comidas muy nutritivas en las 8 horas en las que comes. Si, aun así, en el ayuno te da deseo de comer, recuerda que el hambre es como una ola: viene, sube, baja y se va. Es decir, no es una sensación que crece y crece. Cuando sientas hambre, toma una infusión, un café solo o un caldo de verduras. Llega un momento en que tu cuerpo se acostumbra y te sientes bastante bien. Recuerda, a las horas de comer debes tener un plato completo en nutrientes y vitaminas.

El ayuno no te resultará efectivo si durante las horas en las que puedes comer no te alimentas bien. Lo ideal es que la mitad de tu plato sean verduras y hortalizas; un cuarto, carne, pescado o legumbres; y el otro cuarto, patatas, pan, arroz o pasta. Ingiere sobre todo vegetales y deja las proteínas y los hidratos como acompañamiento. De postre puedes comer alguna porción de fruta o yogurt. Y siempre que puedas evita los procesados y precocinados.

Durante las 8 horas en las que puedes comer, lo ideal es que consumas de 2 a 3 comidas principales, y si tienes hambre alguna picadera sencilla podría caerte bien. Por ejemplo, si prefieres comer fuerte en la mañana, puedes hacerte un buen desayuno completo, una merienda al mediodía y una merienda-cena en la tarde.

Hoy en día todavía no hay evidencia científica que diga específicamente cuántas calorías podrían romper el ayuno o sacar tu cuerpo de ese estado. Es por esto que lo ideal es que ser bien estrictos y cuidadosos con lo que ingerimos durante este periodo si queremos alcanzar una meta. Consumir infusiones y café solo (con canela o nuez moscada) y caldos caseros (verduras, agua y una pizca de sal) podría ser permitido. De igual manera puedes masticar goma de mascar sin azúcar, que te vendrán bien para controlar la ansiedad y el hambre. Siempre recuerda beber mucha agua y mantenerte hidratado.

Acompañado del ayuno, como hemos dicho anteriormente, hacer ejercicio siempre es beneficioso para la salud y para bajar de peso. Hazlo de manera gradual, inicia con ejercicios suaves, de poco impacto, sin alterar mucho tu ritmo cardíaco. Puedes realizar caminatas por 20 o 30 minutos, nadar, pesas, yoga, o algún ejercicio suave, siempre mientras te sientas bien. Lo ideal es hacerlo entre 3 y 5 veces a la semana. Cuando empieces, no lo hagas en ayunas, trata de hacerlo seguido de una de las comidas. Procura combinar cardio y tonificación.

Al igual que cuando haces dieta, es normal si en los primeros días sientes dolores de cabeza, mareos, falta de energía, dificultad para mantenerte concentrado, ansiedad, entre otros síntomas. Esto es parte de la adaptación de tu cuerpo. Sin embargo, vuelvo y repito, debes asegurarte de que no estás presentando déficit de algún nutriente, vitaminas o minerales. Recuerda que, en las horas permitidas, no debes darte una jartura, sino más bien comer lo que es necesario para tu cuerpo. Asegúrate de no llenarte de comida basura, alta en calorías, grasas malas, comidas enlatadas y con muchos preservativos.

Es bueno aclarar que estudios científicos han llegado a la conclusión de que el ayuno intermitente no es necesariamente más eficaz que cualquier dieta o método tradicional para bajar de peso. En resumen, durante el ayuno, bebe mucha agua, puedes beber café sin azúcar (canela o nuez moscada), té, infusiones, goma de mascar para calmar el hambre y la ansiedad, caldo de verduras con cebolla, puerro, zanahoria, col, apio, un poco de sal, pimienta, etc. Solo ingiere el caldo. No consumas azúcar, edulcorantes, leche, bebidas vegetales, refrescos light… Y nada que contenga calorías.

CONCLUSIÓN

KETO O AYUNO INTERMITENTE... LO MÁS IMPORTANTE ES...

Existen miles de dietas, planes alimenticios, ejercicios, rutinas, etc. y todos podrían ser efectivos cuando de adelgazar y bajar de peso se habla, pero hay algo importante que es lo que realmente te ayudará a lograr tu meta, y es la consistencia y el seguimiento. Para bajar el número de la báscula, si ese es tu objetivo, la dieta keto en conjunto con el ayuno intermitente es, probablemente, la estrategia que te dará los resultados más rápidos, pero si no eres consistente, planificado, y con seguimiento, no lograrás nada a largo plazo.

La dieta y el ayuno más efectivo para ti es aquel al que puedes apegarte mientras sigues disfrutando de tu vida. Si no lo haces parte de ti y no te deja ser feliz, solo será una dieta más que algún día abandonarás y no podrás hacer de ella un estilo de vida.

Hemos llegado al final de este libro. ¿Entusiasmad@? Yo lo estoy por ti y lo estuve por mí en el momento en que decidí empezar la dieta cetogénica y cambiar mi alimentación y un mes después empezar a hacer el ayuno intermitente. Logré mi objetivo, sentirme bien, verme bien, estar cómodo conmigo mismo, nivelar mis niveles de azúcar y colesterol y muchísimos cambios más que sé que con otras dietas no hubiera podido lograr, ya que fueron muchas las veces que intenté y se me hacía difícil mantenerlas hasta que fracasaba.

La dieta keto ha existido desde la década de 1920, cuando un médico se topó con ella como una forma de controlar las convulsiones en niños con epilepsia que no respondieron a otros métodos de tratamiento.

Keto es la abreviatura de cetosis, un estado metabólico que ocurre cuando el hígado comienza a usar la grasa almacenada para producir cetonas para obtener energía. El hígado está programado para hacer eso cuando tu cuerpo pierde acceso a su combustible preferido, los carbohidratos, y piensa que está muriendo de hambre.

La dieta cetogénica es muy eficaz en cuanto a quema de grasa y a pérdida de peso se refiere. Entre las ventajas que nos puede ofrecer esta forma de alimentación, se encuentran que tiene un mayor efecto saciante, lo que puede disminuir la ingesta calórica, no afecta el perfil lipídico e incluso puede ayudar a mejorarlo, específicamente reduciendo las concentraciones plasmáticas de colesterol total y triglicéridos, así como aumentando los niveles de colesterol HDL o mejor conocido como colesterol bueno.

De igual manera, la dieta cetogénica te ayudará con el control de la caída del pelo, con el cutis de tu piel, si tienes acné te ayudará muchísimo, igualmente si tienes periodos menstruales irregulares y dolorosos, vellos en zonas donde no es normal que aparezcan, si sufres de migrañas, si tienes ovarios poliquístico, te ayudará con las inflamaciones, tanto del vientre como de otras zonas de tu cuerpo, regulará tus estados de ánimo si es que sueles tener altos y bajos, he conocido a muchas mujeres que por años han tratado de quedar embarazada y se les ha hecho imposible y luego de haber hecho keto lo han logrado, por lo que tiene cierto efecto positivo en la fertilidad, reduce la ansiedad y el descontrol, aumenta la confianza y la seguridad, ayuda en el desequilibrio hormonal, mejora las enfermedades cardiovasculares y de tiroides (tanto el hipo como el hipertiroidismo), controla el asma, la epilepsia, los dolores en las articulaciones, y un montón de beneficios más, de los que podrás disfrutar si es que llevas esta dieta como un estilo de vida.

Por su parte, el ayuno intermitente, es decir, los períodos de abstinencia voluntaria de comida y bebida, se practica en todo el mundo desde la antigüedad. Se sabe que en los seres humanos, un solo período de ayuno (ejemplo por la noche) puede disminuir las concentraciones de biomarcadores metabólicos, como la insulina y la glucosa, asociados con enfermedades crónicas.

El ayuno intermitente puede ser un enfoque prometedor para adelgazar y mejorar la salud metabólica para las personas que pueden tolerar intervalos de ninguna o escasa alimentación en ciertas horas del día o ciertos días de la semana. Si se muestra que son eficaces, estos sistemas de alimentación pueden ofrecer enfoques no farmacológicos prometedores para mejorar la salud a nivel poblacional con numerosos beneficios para la salud pública.

Como conclusión se recomienda que el ayuno intermitente se considere una alternativa a la restricción calórica diaria para las personas que estén interesadas en mejorar la composición corporal y la salud general, e incluso la salud mental. Sin embargo, es sumamente necesario tener en cuenta el consumo ideal de los nutrientes en las comidas que se ingieren durante el espacio de tiempo donde se puede comer para no afectar la salud ni padecer falta de algún nutriente, debido a la poca alimentación.

Con el plan alimenticio y las recetas que viste en este libro, podrás llevar exitosamente este plan alimenticio. Son muchos los que la han probado y han logrado su meta. Este es tu momento. Hazlo por ti, ponte un objetivo, toma mucha agua, evalúa tus hábitos alimenticios, sé consciente y consistente, elimina lo dañino, haz ejercicios moderadamente y prueba el ayuno intermitente. No, no es fácil, implica sacrificio, pero tu cuerpo te lo agradecerá.

Para ser exitoso en tus cambios alimenticios y empezar a ver cambios en tu cuerpo y tu organismo, tienes que aprender a ser compasivo contigo mismo. No puedes autoimponerte, tienes que amarte, estar claro de los problemas y las consecuencias que resultan del sobrepeso y la obesidad. Nadie ni nada, solamente tú mismo, podrá hacerte entender la necesidad de estar en salud, comer saludable, ejercitarte y mantenerte activo. Abandona el sedentarismo, visita a un especialista en alimentación y nutrición, crea tu plan alimenticio o usa el que te he proporcionado e idealiza una rutina de ejercicios adecuada para este tipo de dieta. Algo que podría serte de ayuda es escribirlo todo, tu meta final, tus pequeños objetivos, qué comer, cuántos vasos de aguas has tomado, marca si hiciste tu entrenamiento del día, etc. Tenerlo a la vista te ayudará a estar pendiente y a motivarte.

No es fácil, lo sé, yo también he pasado y paso por esto. Me cuesta mantenerme activo, pero ver los frutos y los resultados de hacer estos cambios es tu mejor premio, verte como quieres verte es tu medalla y sobretodo estar en salud es tu trofeo. Busca un grupo, un compañero y lleva a cabo este reto de cambiar tu vida.

Por otro lado, si deseas irte por una dieta equilibrada y balanceada, en la que puedas comer de todo con otro método alimenticio o te gustaría aprender más sobre hábitos alimenticios y hacer ejercicios en casa, tengo otro libro similar a este pero enfocado a esta forma de alimentación llamado: *"Hábitos alimenticios y ejercicios en casa. La solución para bajar de peso y adelgazar desde la comodidad de tu hogar"*. En ese libro te guío sobre cómo puedes cambiar tu vida con una dieta balanceada, en la que puedes comer de todo, pero en moderación, te muestro rutinas de ejercicios para hacer en la casa, te proveo de un menú diario, tips, alimentos claves, meriendas, etc., que te pueden ayudar a rebajar y a mantenerte activo sin salir de tu espacio. Esta es otra opción que también puedes adoptar, recuerda que lo importante es cambiar para bien.

Para finalizar, si este libro te ha sido de ayuda y te ha gustado la información, me gustaría que me ayudes a seguir animando personas a tener un cambio en su estilo de vida. ¿Cómo? Escribe un comentario en la plataforma online donde compraste el libro (por ejemplo: Amazon) para que otras personas al leer tu opinión den ese paso y se unan a un cambio. El poder de los comentarios es muy poderoso en la época actual. Por eso sería de gran ayuda si dejas tu comentario positivo y 5 estrellas. Si lo haces, muchas gracias. De igual manera, puedes recomendar este libro a tus conocidos.

En la vida "hay tres pautas básicas: tomarse en serio las cosas que uno hace, dedicarse en cuerpo y alma a lograr el objetivo que uno se ha impuesto, y convencerse de que lo importante en la vida es terminar lo que se empieza". Josef Ajram

Espero que de verdad te haya sido de ayuda esta información, pero sobre todo que te lleve a tomar acción y a cambiar tu vida y tu cuerpo. ¡Ve por más!

Si yo puedo, ¡tú también puedes!